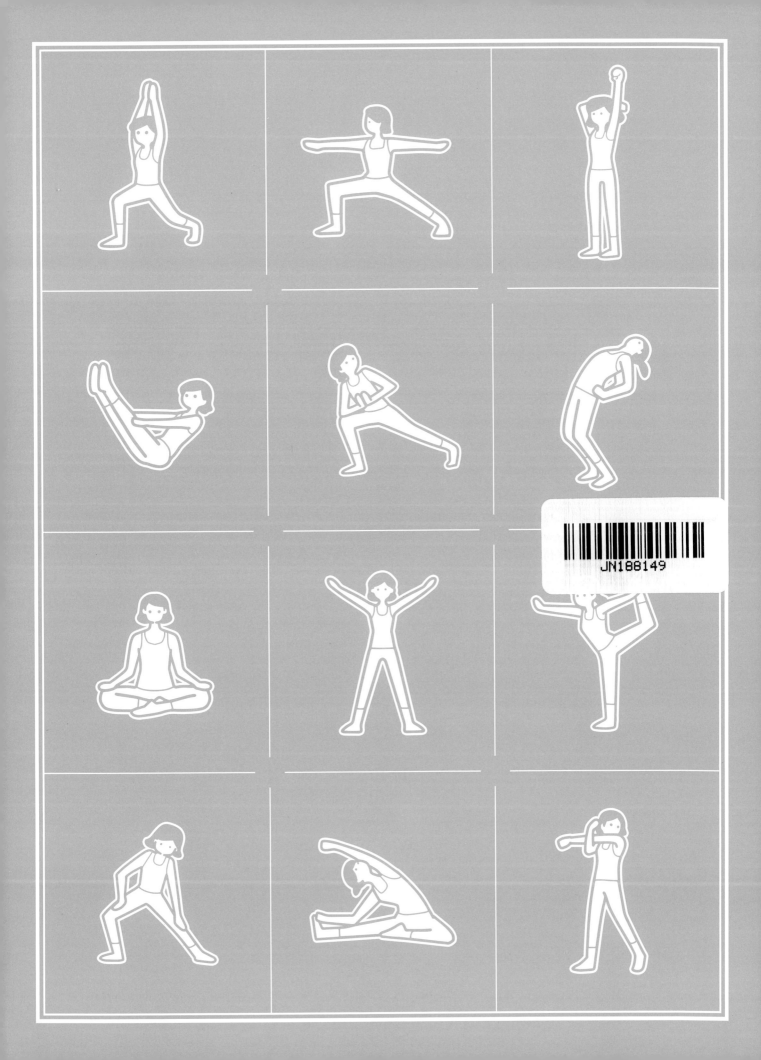

人体のつくりと運動図鑑

1. human anatomy and physiology.
   bones and muscles

2. mechanism of human body.
   basic edition

3. mechanism of human body.
   exercise edition

4. muscles used in strength training.

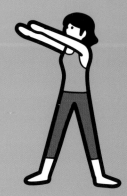

人体がうごく驚異のメカニズムにせまる！

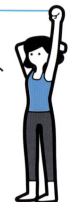

あるいたり、はしったり、しゃがんだり、ジャンプしたり……。わたしたちは、日々の生活の中で、あたりまえのように体をうごかしている。でも、そのうごきをひとつひとつみてみると、骨と筋肉をたくみにつかったおどろきのメカニズムがそなわっているのがわかる。

この本では、人体の運動をとおして、骨と筋肉のしくみやはたらきを紹介している。自分の骨と筋肉を体の上からさわってたしかめながら読みすすめよう。キミも、大いなる人体の神秘を実感できるぞ！

「自分の体を理解する」とは？ ………………………………………… 4
この本のつかい方 ………………………………………………………… 4

01 第1章 | 人の体のつくり 骨と筋肉 ……………… 5

全身〈正面〉骨 …………………… 6	あし 筋肉 …………………… 13
全身〈正面〉筋肉 ………………… 7	骨と筋肉のつき方 腕 …………… 14
全身〈背面〉骨 …………………… 8	骨と筋肉のつき方 あし ………… 15
全身〈背面〉筋肉 ………………… 9	骨と筋肉のつき方 胸・肩 ……… 16
手 骨 ……………………………… 10	骨と筋肉のつき方 腹 …………… 17
手 筋肉 …………………………… 11	骨と骨を連結する 関節のつくり … 18
あし 骨 …………………………… 12	なにコレ!? 博物館 動物の骨と筋肉 … 20

02 第2章 | 体がうごくしくみ 基本編 ……………… 23

どうして体がうごくのか？ ……… 24	まげのばし ひじ ………………… 28
横にあげる 腕 …………………… 26	とじひらき 手 …………………… 29
ねじる ひじ ……………………… 27	まげのばし ひざ ………………… 30

上げ下げ　つま先 ——————— 31	肉体サイエンス　人工臓器と義肢 ——————— 34
前後にうごかす　あし ——————— 32	人間の動作の科学　ヒューマノイド・ロボット／産業用機械 ——————— 36
横にあげる　あし ——————— 33	よくあるトラブル!?　骨と筋肉の「けが」 ——————— 38

03 第3章 ｜ 体がうごくしくみ 運動編 ——————— 41

あるく ——————— 42	綱引き ——————— 53
すわる ——————— 43	ボールをなげる ——————— 54
しゃがむ ——————— 44	ボールをける ——————— 55
たつ ——————— 45	クロール ——————— 56
短距離走 ——————— 46	平泳ぎ ——————— 57
長距離走 ——————— 47	背泳ぎ ——————— 58
ふみきり　とび箱 ——————— 48	バタフライ ——————— 59
着地　とび箱 ——————— 49	バットのスイング ——————— 60
けりあげ　逆あがり ——————— 50	ラケットのスイング ——————— 61
回転　逆あがり ——————— 51	めざせ筋肉博士！　筋肉大解剖 ——————— 62
なわとび ——————— 52	

04 第4章 ｜ 筋力トレーニングでつかう筋肉 ——————— 65

筋力トレーニングの注意点 ——————— 66	スクワット ——————— 72
腹筋 ——————— 68	背筋 ——————— 73
腕たてふせ ——————— 69	握力 ——————— 74
けんすい ——————— 70	踏み台昇降 ——————— 75
ななめけんすい ——————— 71	ボディビルダー ポーズ集 ——————— 76

Q&A 人体と運動まめちしき ——————— 78

「自分の体を理解する」とは？

監修 湯浅 康弘

　腕をまげてできる「力こぶ」は、上腕二頭筋がちぢんでかたくなったものです。腹筋をきたえて6つにわれる「シックスパック」は、腹直筋がもりあがった状態のもので、人によって4つだったり8つだったりと、もりあがる数がちがいます。

　このように、体のうごきにあわせてつかう筋肉や骨の名前を知っていると、運動するとき、その部位に意識がむくようになります。部位を意識して運動すると、その部位の成長が実感しやすくなって、運動が好きになります。運動が好きになれば、強くてしなやかな体がつくられ、よりよく体をうごかすことができます。

　もともと運動が好きな人はもちろん、運動に苦手意識をもっている人も、この本を読んで体のしくみとはたらきがわかってくると、力こぶをつくってみたり足をまげてみたりして、体をうごかしたくなるはずです。そのように自分の体の部位を意識してうごかすという感覚こそが、「自分の体を理解する」というものです。ぜひ、この本にあるいろいろな動作を実際にためしてみて、自分の体のいろいろな部位となかよしになってください！

この本のつかい方

動作・運動でつかわれる骨や筋肉について

ある動作や運動をするとき、実際には多くの部位の骨や筋肉がかかわりますが、この本ではその動作におけるおもな部位をピックアップして紹介しています。

例：「ひじのまげのばし」 >>> 上腕二頭筋と上腕三頭筋のうごきを紹介

運動の姿勢・スポーツのフォーム・筋力トレーニングの手順などについて

この本で紹介している運動の姿勢、スポーツのフォーム、筋力トレーニングの手順は、一般的に推奨されているものの中の一例です。運動の方法をくわしく指南したものではありません。

骨や筋肉の名前について

骨や筋肉の中には、名前やよび方を複数もつものがあります。この本では、次のように表記しています。

＜表記の例＞
・ハムストリング（ハムストリングスともいう）
・大殿筋（大臀筋とも書く）

＜まとめたよび方の例＞
・大腿四頭筋（中間広筋、内側広筋、外側広筋、大腿直筋をまとめたよび方）
・ハムストリング（大腿二頭筋、半腱様筋、半膜様筋をまとめたよび方）
・下腿三頭筋（腓腹筋、ヒラメ筋をまとめたよび方）
・腸腰筋（腸骨筋、大腰筋、小腰筋をまとめたよび方）

01

第1章

human anatomy and physiology.

人の体のつくり

骨と筋肉 ———————— bones and muscles

人間の体は、たくさんの骨と筋肉がくみあわさってできている。
骨と筋肉の部位の名前と役割を紹介しよう。

全身〈正面〉 骨(ほね)

正面から全身の骨をみてみよう。頭と胸の骨は、脳や臓器をおおって守っている。腰にある骨盤は、腹の臓器をささえるような形になっている。

wonders of human body.　　　bones

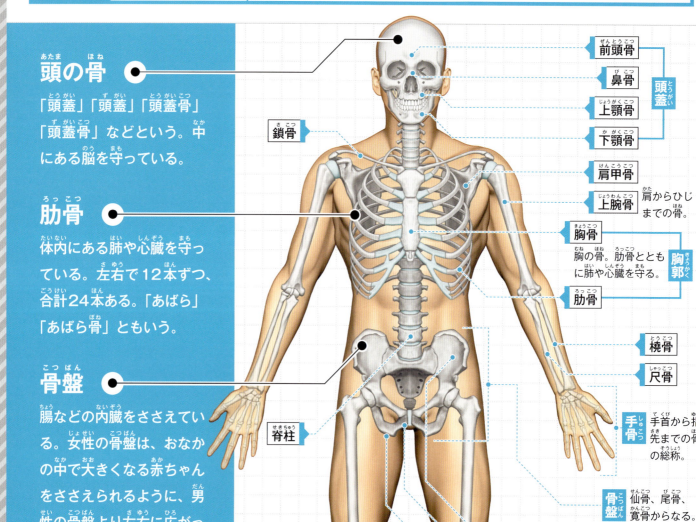

頭の骨
「頭蓋」「頭蓋」「頭蓋骨」「頭蓋骨」などという。中にある脳を守っている。

肋骨
体内にある肺や心臓を守っている。左右で12本ずつ、合計24本ある。「あばら」「あばら骨」ともいう。

骨盤
腸などの内臓をささえている。女性の骨盤は、おなかの中で大きくなる赤ちゃんをささえられるように、男性の骨盤より左右に広がっている。

- 前頭骨
- 鼻骨
- 上顎骨
- 下顎骨 〕頭蓋
- 鎖骨
- 肩甲骨
- 上腕骨 — 肩からひじまでの骨。
- 胸骨 — 胸の骨。肋骨とともに肺や心臓を守る。
- 肋骨 〕胸郭
- 橈骨
- 尺骨
- 手骨 — 手首から指先までの骨の総称。
- 骨盤 — 仙骨、尾骨、寛骨からなる。
- 脊柱
- 腸骨
- 恥骨
- 座骨 〕寛骨
- 大腿骨
- 膝蓋骨
- 脛骨
- 腓骨
- 足骨 — 足首から指先までの骨の総称。

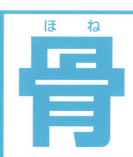

骨の総数は、大人は通常206個、子どもは約300〜350個。成長するときにいくつかの骨がくっつき、数がへるよ。

6

筋肉

全身〈正面〉

筋肉は、筋線維という組織でできている。それをちぢめたりゆるめたりして体をうごかす。

wonders of human body. — muscles

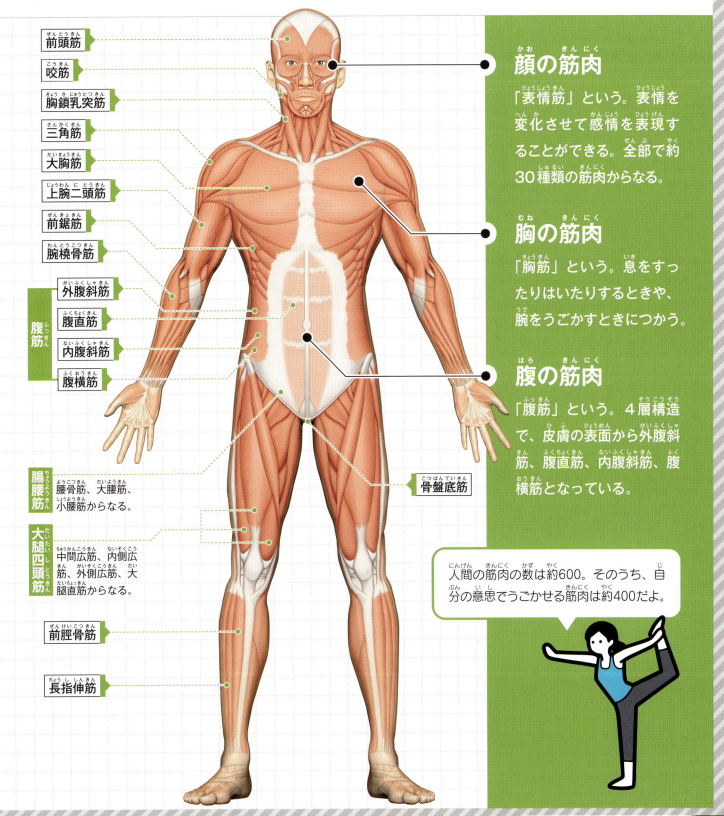

- 前頭筋
- 咬筋
- 胸鎖乳突筋
- 三角筋
- 大胸筋
- 上腕二頭筋
- 前鋸筋
- 腕橈骨筋
- 腹筋
  - 外腹斜筋
  - 腹直筋
  - 内腹斜筋
  - 腹横筋
- 腸腰筋：腰骨筋、大腰筋、小腰筋からなる。
- 大腿四頭筋：中間広筋、内側広筋、外側広筋、大腿直筋からなる。
- 前脛骨筋
- 長指伸筋
- 骨盤底筋

顔の筋肉
「表情筋」という。表情を変化させて感情を表現することができる。全部で約30種類の筋肉からなる。

胸の筋肉
「胸筋」という。息をすったりはいたりするときや、腕をうごかすときにつかう。

腹の筋肉
「腹筋」という。4層構造で、皮膚の表面から外腹斜筋、腹直筋、内腹斜筋、腹横筋となっている。

人間の筋肉の数は約600。そのうち、自分の意思でうごかせる筋肉は約400だよ。

第1章 | 人の体のつくり | 骨と筋肉

全身〈背面〉 骨 ほね

後方から全身の骨をみると、首から尻まで脊柱（背骨）が一直線にのびているのがよくわかる。肩の複雑なうごきをささえる肩甲骨の形状も確認できる。

wonders of human body. — bones

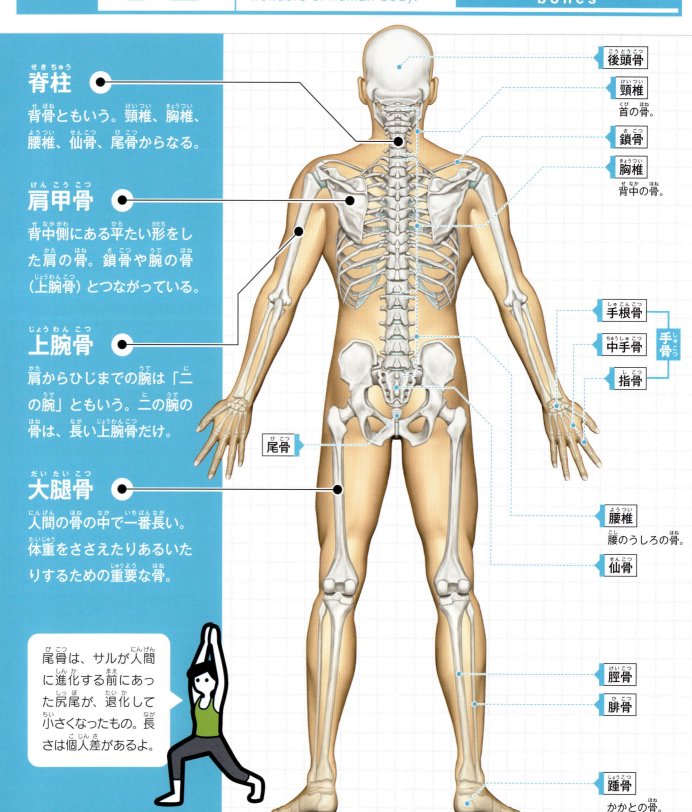

脊柱（せきちゅう）
背骨ともいう。頸椎、胸椎、腰椎、仙骨、尾骨からなる。

肩甲骨（けんこうこつ）
背中側にある平たい形をした肩の骨。鎖骨や腕の骨（上腕骨）とつながっている。

上腕骨（じょうわんこつ）
肩からひじまでの腕は「二の腕」ともいう。二の腕の骨は、長い上腕骨だけ。

大腿骨（だいたいこつ）
人間の骨の中で一番長い。体重をささえたりあるいたりするための重要な骨。

尾骨は、サルが人間に進化する前にあった尻尾が、退化して小さくなったもの。長さは個人差があるよ。

- 後頭骨（こうとうこつ）
- 頸椎（けいつい） 首の骨。
- 鎖骨（さこつ）
- 胸椎（きょうつい） 背中の骨。
- 手根骨（しゅこんこつ）
- 中手骨（ちゅうしゅこつ） 手骨（しゅこつ）
- 指骨（しこつ）
- 尾骨（びこつ）
- 腰椎（ようつい） 腰のうしろの骨。
- 仙骨（せんこつ）
- 脛骨（けいこつ）
- 腓骨（ひこつ）
- 踵骨（しょうこつ） かかとの骨。

8

全身〈背面〉筋肉

後方からみた筋肉では、肩の僧帽筋と三角筋、背中の広背筋、尻の大殿筋の面積の広さがめだっている。

wonders of human body. — muscles —

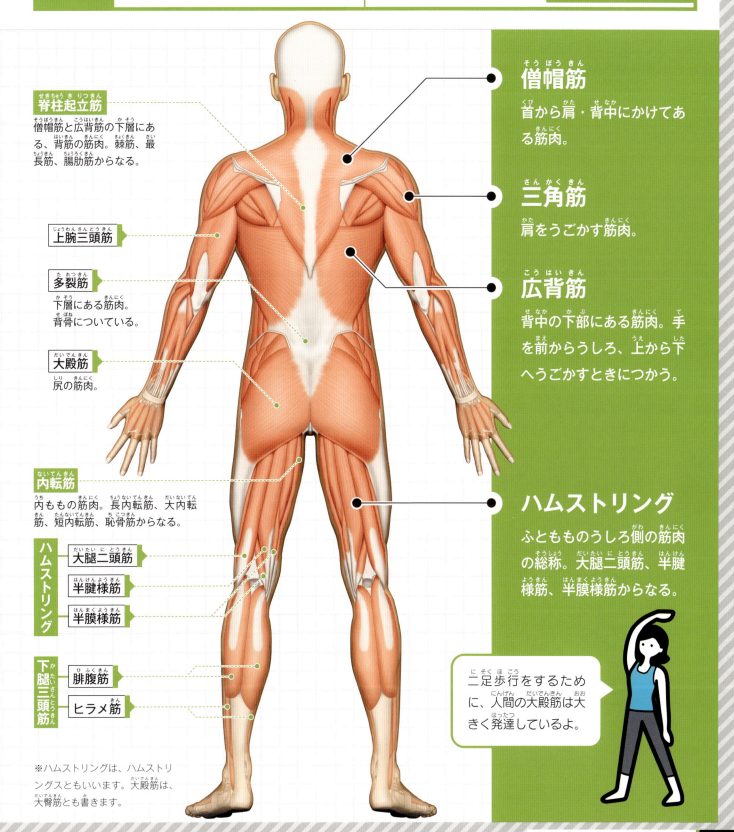

脊柱起立筋
僧帽筋と広背筋の下層にある、背筋の筋肉。棘筋、最長筋、腸肋筋からなる。

上腕三頭筋

多裂筋
下層にある筋肉。背骨についている。

大殿筋
尻の筋肉。

内転筋
内ももの筋肉。長内転筋、大内転筋、短内転筋、恥骨筋からなる。

ハムストリング
- 大腿二頭筋
- 半腱様筋
- 半膜様筋

下腿三頭筋
- 腓腹筋
- ヒラメ筋

僧帽筋
首から肩・背中にかけてある筋肉。

三角筋
肩をうごかす筋肉。

広背筋
背中の下部にある筋肉。手を前からうしろ、上から下へうごかすときにつかう。

ハムストリング
ふとももうしろ側の筋肉の総称。大腿二頭筋、半腱様筋、半膜様筋からなる。

二足歩行をするために、人間の大殿筋は大きく発達しているよ。

※ハムストリングは、ハムストリングスともいいます。大殿筋は、大臀筋とも書きます。

第1章 | 人の体のつくり | 骨と筋肉　9

手の骨

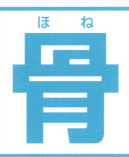

手の骨は全部で27個あり、まとめて「手骨」という。手骨は、指の「指骨」、手の甲の「中手骨」、手の付け根の「手根骨」にわけられる。

wonders of human body.　　bones (hand)

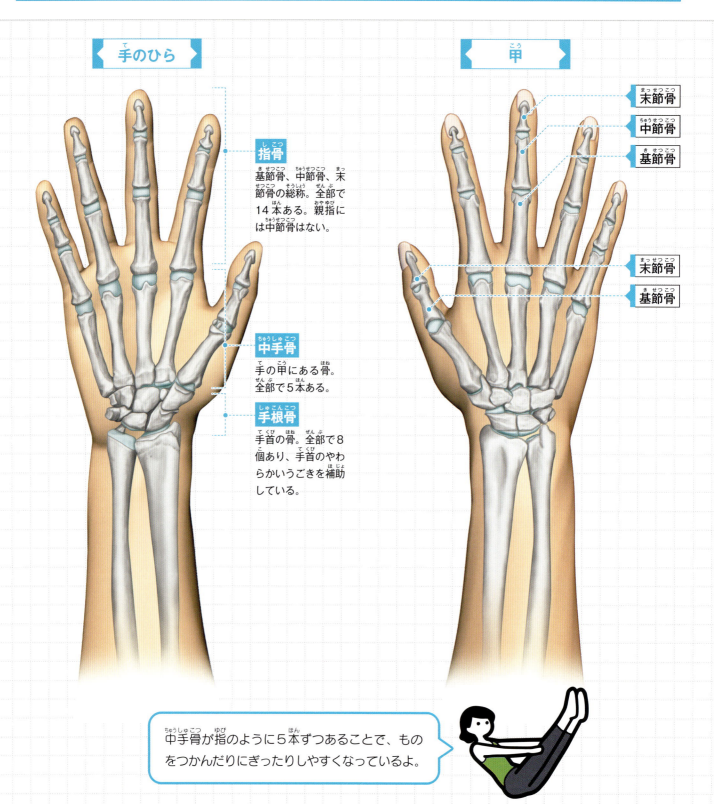

手のひら

指骨
基節骨、中節骨、末節骨の総称。全部で14本ある。親指には中節骨はない。

中手骨
手の甲にある骨。全部で5本ある。

手根骨
手首の骨。全部で8個あり、手首のやわらかいうごきを補助している。

甲

末節骨
中節骨
基節骨

末節骨
基節骨

中手骨が指のように5本ずつあることで、ものをつかんだりにぎったりしやすくなっているよ。

10

手 筋肉

手のひら側は、にぎったりつかんだりする筋肉、手の甲側は、指を広げる筋肉がそなわっている。

wonders of human body. — muscles (hand)

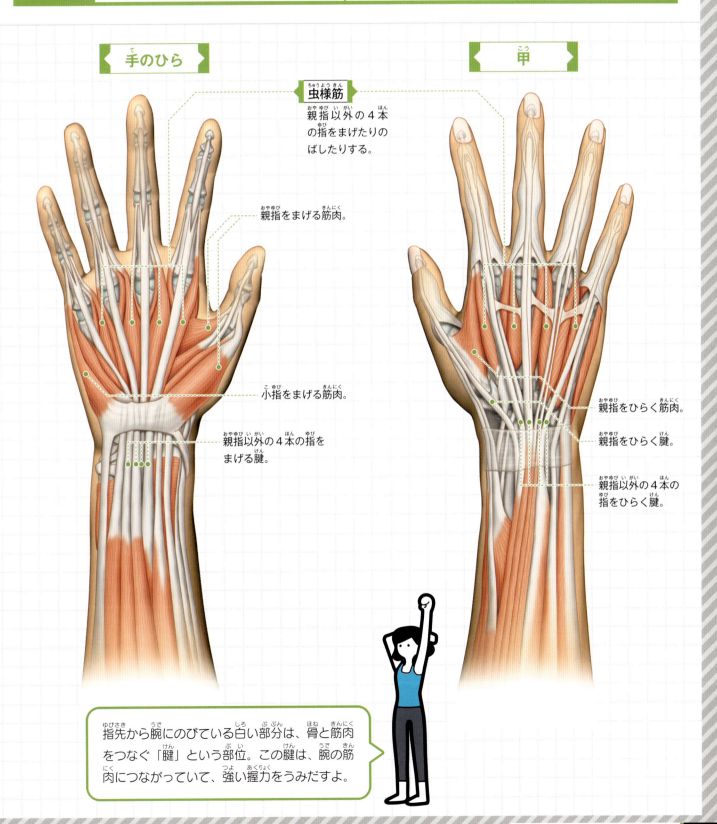

手のひら

甲

虫様筋
親指以外の4本の指をまげたりのばしたりする。

親指をまげる筋肉。

小指をまげる筋肉。

親指以外の4本の指をまげる腱。

親指をひらく筋肉。

親指をひらく腱。

親指以外の4本の指をひらく腱。

指先から腕にのびている白い部分は、骨と筋肉をつなぐ「腱」という部位。この腱は、腕の筋肉につながっていて、強い握力をうみだすよ。

第1章 | 人の体のつくり | 骨と筋肉 11

あし 骨 (ほね)

あしの骨は全部で26個あり、まとめて「足骨」という。足骨は、指の「趾骨」、あしの甲の「中足骨」、足首の「足根骨」にわけられる。

wonders of human body. — bones (foot)

【あしのうら】　【甲(こう)】

趾骨(しこつ)
基節骨、中節骨、末節骨の総称。手の指骨とおなじく全部で14本ある。

中足骨(ちゅうそくこつ)
あしの甲にある骨。手の中手骨とおなじく全部で5本ある。

足根骨(そっこんこつ)
足首の骨。全部で7個あり、手の手根骨よりも1個少ない。

末節骨(まっせつこつ)

中節骨(ちゅうせつこつ)

基節骨(きせつこつ)

距骨(きょこつ)
足首の骨。すねの脛骨と腓骨のあいだにはさまっている。

踵骨(しょうこつ)
かかとの骨。

くるぶしは、足骨にはなく、すねにある腓骨の末端にある突起した部分だよ。

12

あし 筋肉

あしのうら側には、指をまるめる筋肉、あしの甲側には、指を広げたりそらしたりする筋肉がある。

wonders of human body. — muscles (foot)

〈 あしのうら 〉　　　　〈 甲 〉

虫様筋
親指以外の4本の指を親指側にとじるはたらきをする。

親指をまるめる筋肉。

親指以外の4本の指をまるめる腱。

小指をまるめる筋肉。

小指を広げる筋肉。

親指を広げる筋肉。

親指を広げる腱。

親指以外の4本の指を広げる腱。

指からのびている腱は、すねの筋肉（前脛骨筋など）につながっているよ。

第1章 ｜ 人の体のつくり ｜ 骨と筋肉　13

腕

骨と筋肉のつき方

骨と筋肉は、「腱」でつながっている。腱は、筋肉の両はしにある白っぽい部分だ。力こぶにあたる上腕二頭筋は、肩の骨と前腕の骨につながっている。

wonders of human body.　　arm

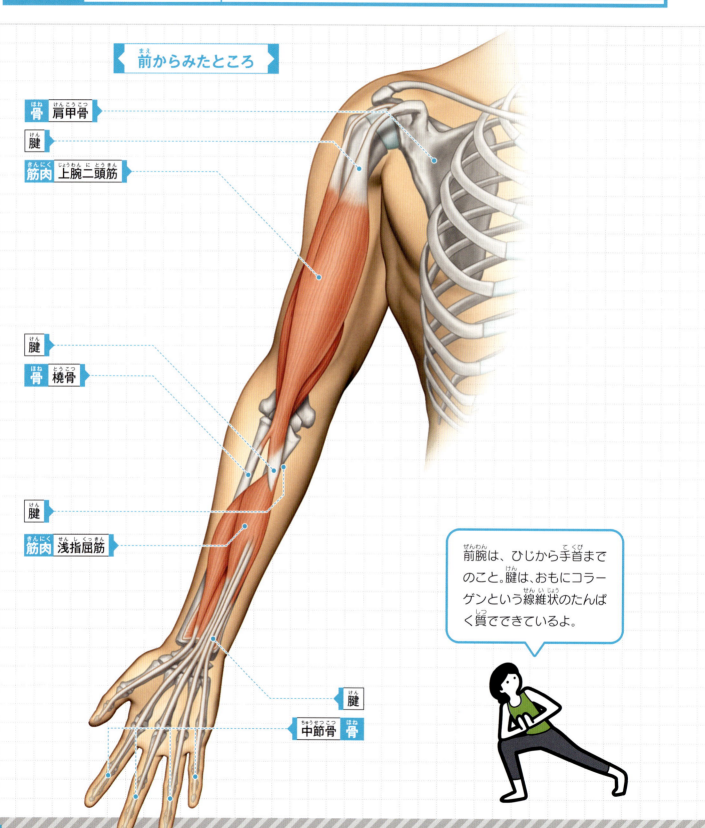

前からみたところ

- 骨　肩甲骨
- 腱
- 筋肉　上腕二頭筋
- 腱
- 骨　橈骨
- 腱
- 筋肉　浅指屈筋
- 腱
- 中節骨　骨

前腕は、ひじから手首までのこと。腱は、おもにコラーゲンという線維状のたんぱく質でできているよ。

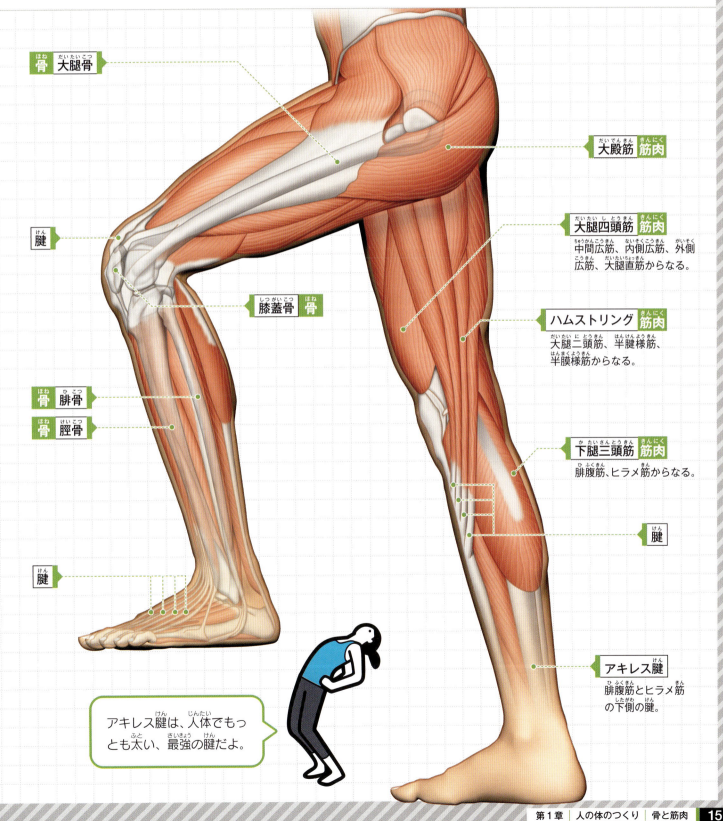

胸・肩

骨と筋肉のつき方

胸や肩の筋肉も、腱によって骨とつながっている。どの筋肉がどの骨につながっているのかみてみよう。

wonders of human body. — chest & shoulder —

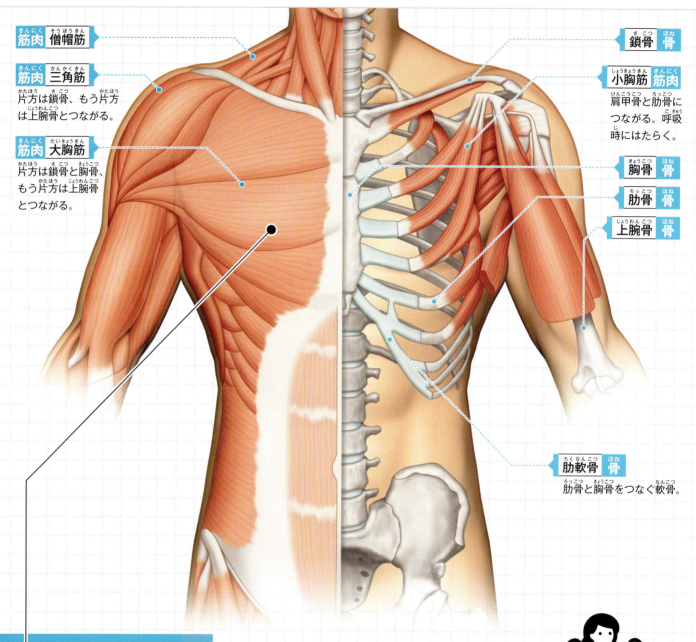

- 筋肉 僧帽筋
- 筋肉 三角筋
  片方は鎖骨、もう片方は上腕骨とつながる。
- 筋肉 大胸筋
  片方は鎖骨と胸骨、もう片方は上腕骨とつながる。
- 骨 鎖骨
- 筋肉 小胸筋
  肩甲骨と肋骨につながる。呼吸時にはたらく。
- 骨 胸骨
- 骨 肋骨
- 骨 上腕骨
- 骨 肋軟骨
  肋骨と胸骨をつなぐ軟骨。

大胸筋と骨

大胸筋は、鎖骨・胸骨・肋骨から上腕骨につながっている。

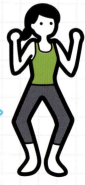

肋骨につながる筋肉は、呼吸で胸をふくらませたり、へこませたりするためにつかうものが多いよ。

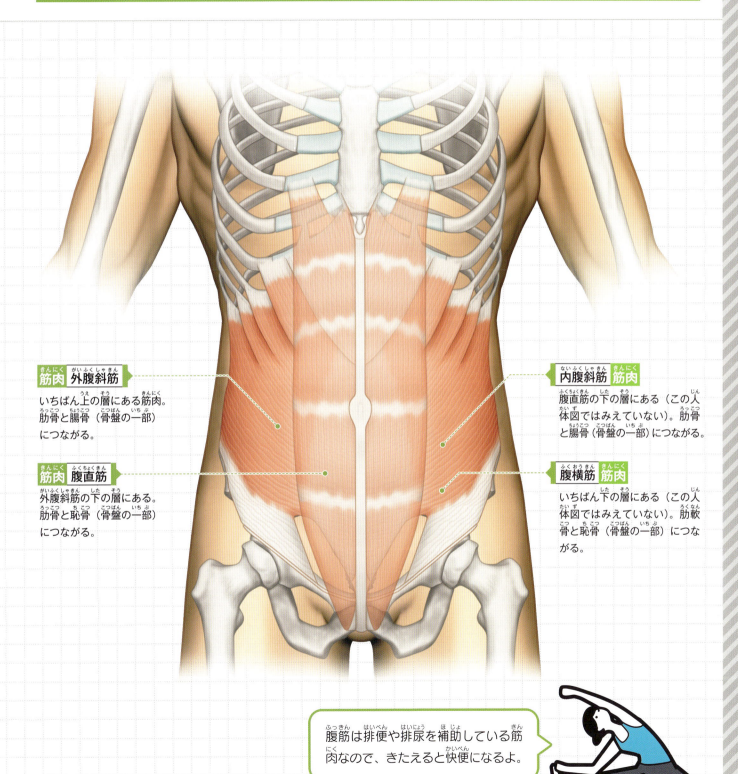

骨と骨を連結する
関節のつくり

関節は、骨と骨をむすぶ連結部だ。内部の構造や、うごき方をみてみよう。

基本的な内部構造

関節は、かんたんにはずれたり、骨と骨がこすれてすりへったりしないようになっている。

関節包
- 線維膜
- 滑膜

関節をおおっている膜。線維膜と滑膜の2層になっている。

靱帯

関節包をおおうようにして骨どうしをつなぐ、強い線維質の束。関節がはずれないように、うごかせる範囲を制限している。

関節腔

関節部分の骨と骨のあいだにあるすきま。ここにみたされている滑液という液体が、関節のうごきをなめらかにしている。

関節軟骨

関節のはしにある軟骨。関節のうごきで生じる衝撃をやわらげる、クッションの役割をもつ。

球関節

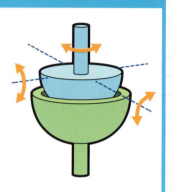

いろいろな方向にうごかすことができる。肩のつけ根の関節や、あしのつけ根の関節にみられる。

鞍関節

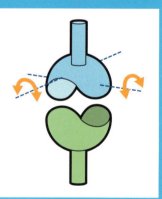

馬の背にのせる鞍のような形状。2方向にうごかすことができる。親指のつけ根の関節などにみられる。

蝶番関節

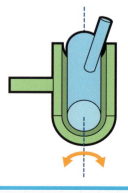

蝶番という金具のように、きまった方向にだけ回転することができる。ひじや指の関節などにみられる。

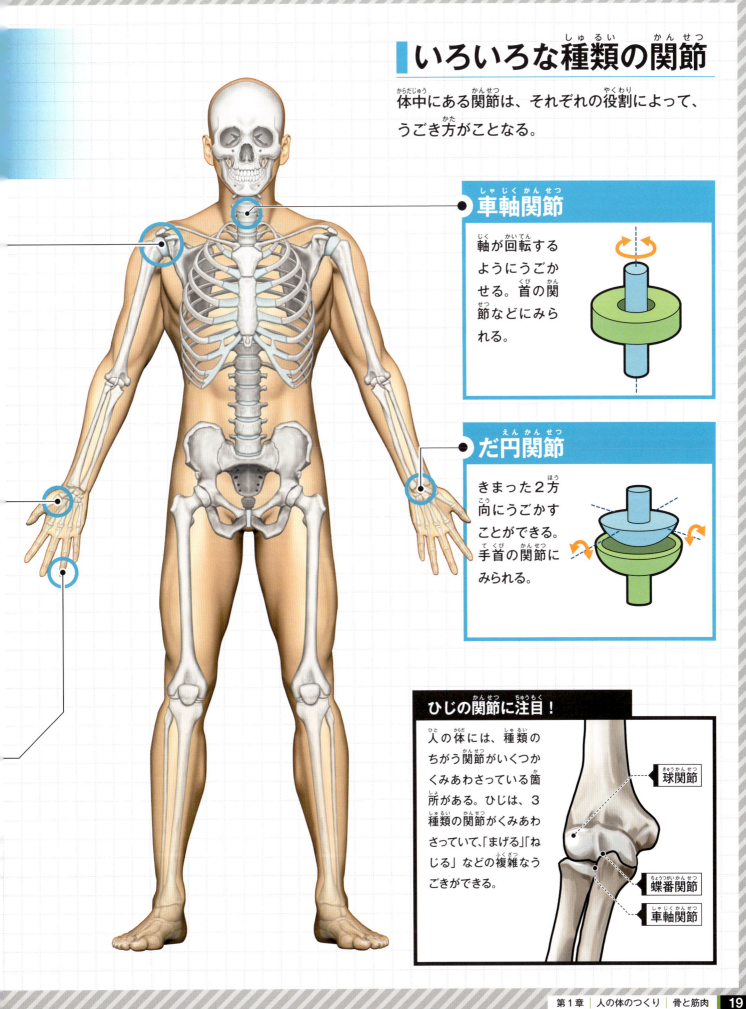

いろいろな種類の関節

体中にある関節は、それぞれの役割によって、うごき方がことなる。

車軸関節

軸が回転するようにうごかせる。首の関節などにみられる。

だ円関節

きまった2方向にうごかすことができる。手首の関節にみられる。

ひじの関節に注目！

人の体には、種類のちがう関節がいくつかくみあわさっている箇所がある。ひじは、3種類の関節がくみあわさっていて、「まげる」「ねじる」などの複雑なうごきができる。

- 球関節
- 蝶番関節
- 車軸関節

第1章 ｜ 人の体のつくり ｜ 骨と筋肉　19

なにコレ!? 博物館
動物の骨と筋肉

動物の骨や筋肉は、それぞれの生態にあわせて、特徴的なつくりになっている。

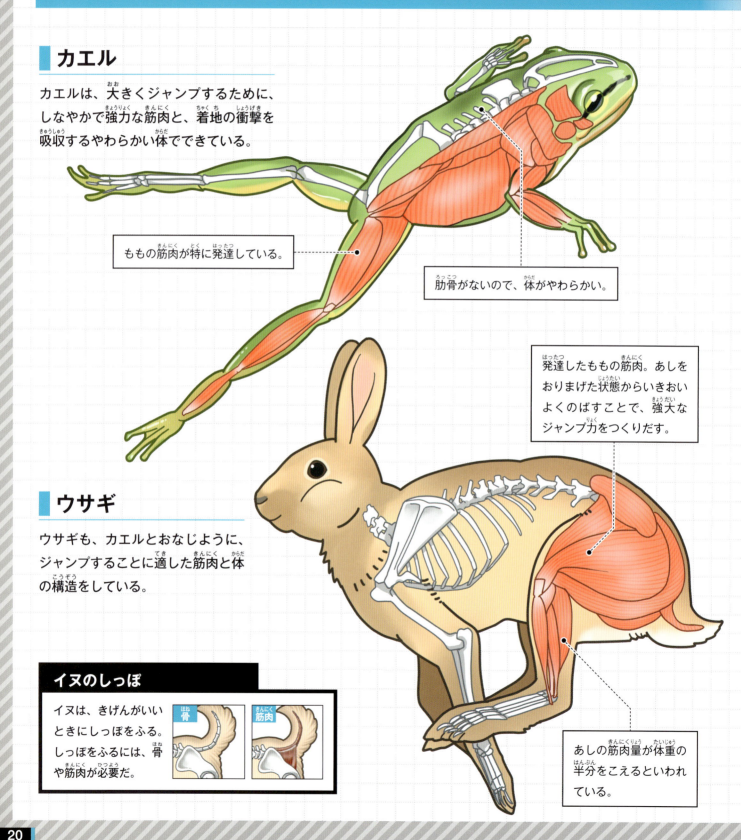

カエル
カエルは、大きくジャンプするために、しなやかで強力な筋肉と、着地の衝撃を吸収するやわらかい体でできている。

ももの筋肉が特に発達している。

肋骨がないので、体がやわらかい。

ウサギ
ウサギも、カエルとおなじように、ジャンプすることに適した筋肉と体の構造をしている。

発達したももの筋肉。あしをおりまげた状態からいきおいよくのばすことで、強大なジャンプ力をつくりだす。

あしの筋肉量が体重の半分をこえるといわれている。

イヌのしっぽ
イヌは、きげんがいいときにしっぽをふる。しっぽをふるには、骨や筋肉が必要だ。

骨 / 筋肉

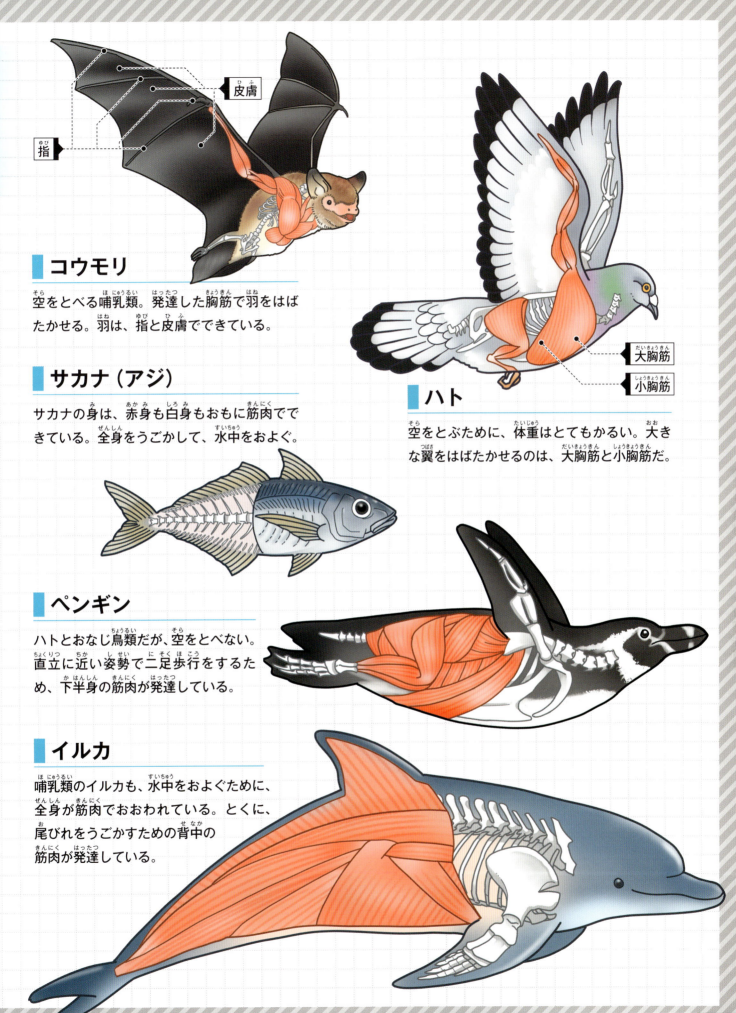

コウモリ
空をとべる哺乳類。発達した胸筋で羽をはばたかせる。羽は、指と皮膚でできている。

サカナ（アジ）
サカナの身は、赤身も白身もおもに筋肉でできている。全身をうごかして、水中をおよぐ。

ハト
空をとぶために、体重はとてもかるい。大きな翼をはばたかせるのは、大胸筋と小胸筋だ。

ペンギン
ハトとおなじ鳥類だが、空をとべない。直立に近い姿勢で二足歩行をするため、下半身の筋肉が発達している。

イルカ
哺乳類のイルカも、水中をおよぐために、全身が筋肉でおおわれている。とくに、尾びれをうごかすための背中の筋肉が発達している。

骨ギャラリー

人間と動物の骨には、意外な共通点がある。いくつか紹介しよう。

サルのしっぽ

サルには、木の枝や物をつかんだりすることができるしっぽがある。人間にも、退化したしっぽにあたる尾骨がある。

キリンの首の骨

人間の首は、7個の頸椎でできている。キリンの長い首も、頸椎の数はおなじ7個だ。

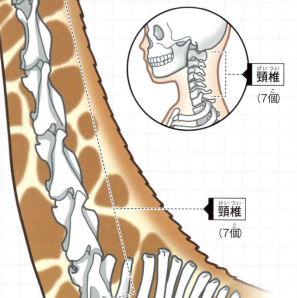

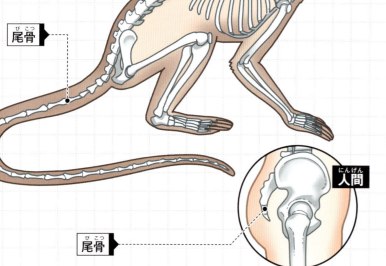

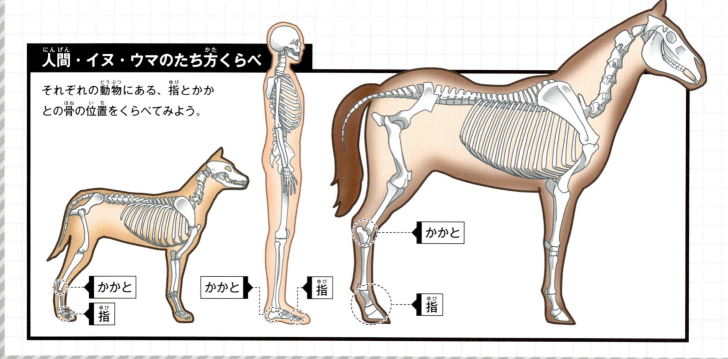

人間・イヌ・ウマのたち方くらべ

それぞれの動物にある、指とかかとの骨の位置をくらべてみよう。

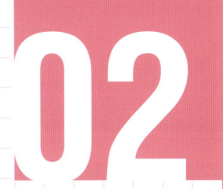

第2章
体がうごくしくみ
基本編 —— basic edition

mechanism of human body.

わたしたちの手やあしは、どういうしくみでうごくのだろうか。
骨と関節と筋肉の関係をさぐってみよう。

どうして体がうごくのか？

骨の「関節」で体がまがる

ひじやひざなど、骨と骨のつなぎ目が、うごかせるようにつながっているところを関節という。人の体にはたくさんの関節があり、それぞれの部分で必要なうごきができるようなつくりになっている。

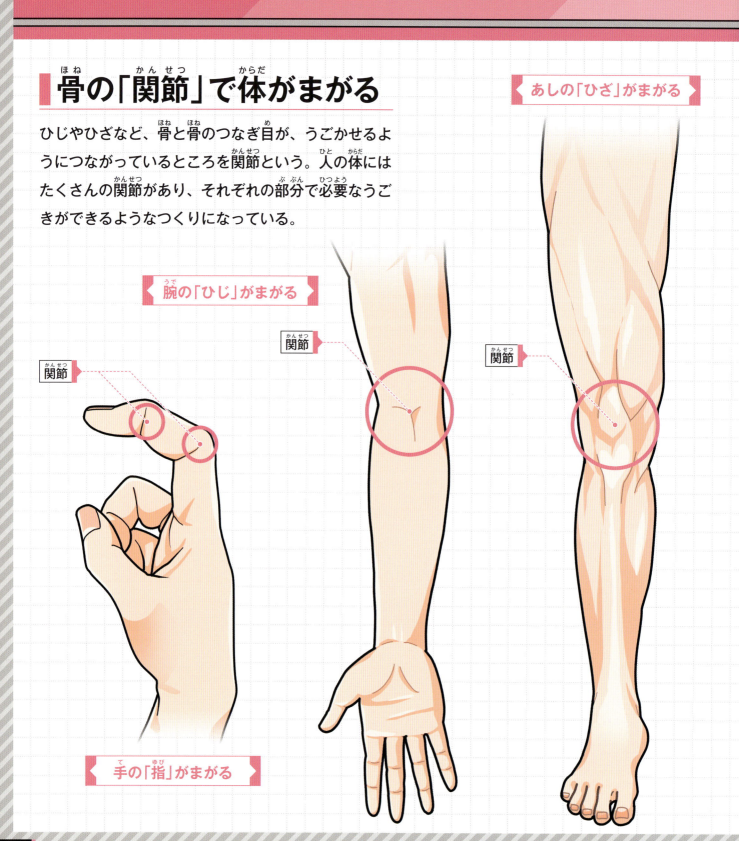

あしの「ひざ」がまがる

腕の「ひじ」がまがる

関節

関節

関節

手の「指」がまがる

腕やあしをうごかすと、まがる部分と、まがらない部分がある。まがる部分は、骨と骨のつなぎ目で「関節」という。関節でつながる骨と骨を、筋肉をちぢめたりゆるめたりしてうごかしている。

筋肉の「ちぢむ」「ゆるむ」で体がうごく

筋肉は、骨にくっついている。筋肉に力をいれると「ちぢむ」。ぎゃくに、力をぬくと「ゆるむ」。この「ちぢむ」「ゆるむ」といううごきで骨をひっぱったりもどしたりしている。筋肉は、ちぢんだものをゆるめることはできるが、ゴムのように「のばす」ことはできない。

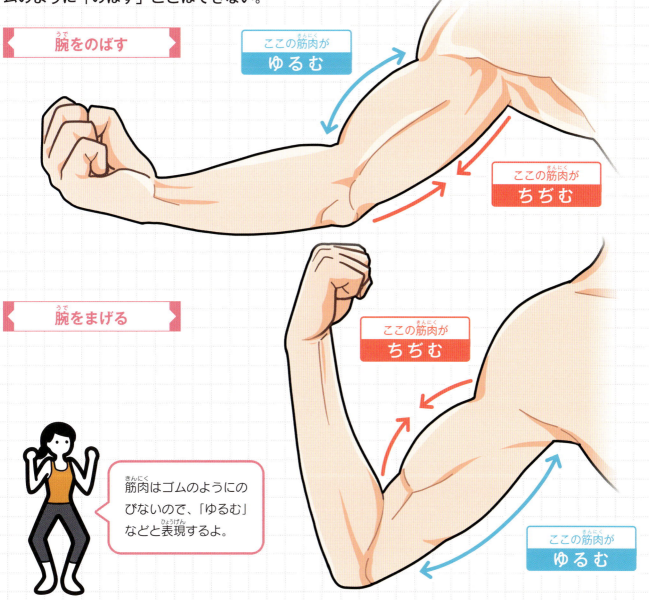

腕をのばす / ここの筋肉がゆるむ / ここの筋肉がちぢむ

腕をまげる / ここの筋肉がちぢむ / ここの筋肉がゆるむ

筋肉はゴムのようにのびないので、「ゆるむ」などと表現するよ。

第2章 | 体がうごくしくみ | 基本編　25

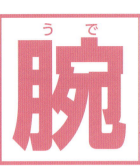

横にあげる 腕

腕を横にあげるときの、肩の関節のうごきに注目してみよう。上腕骨のうごきにあわせて、背中の肩甲骨がスライドするようにうごいていることがわかる。

wonders of human body.　　　arm

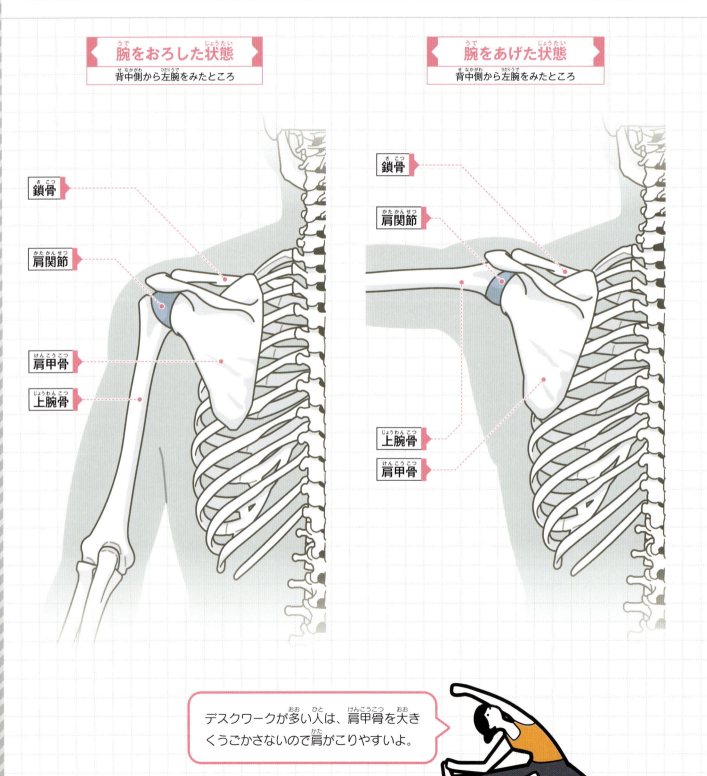

腕をおろした状態
背中側から左腕をみたところ

- 鎖骨
- 肩関節
- 肩甲骨
- 上腕骨

腕をあげた状態
背中側から左腕をみたところ

- 鎖骨
- 肩関節
- 上腕骨
- 肩甲骨

デスクワークが多い人は、肩甲骨を大きくうごかさないので肩がこりやすいよ。

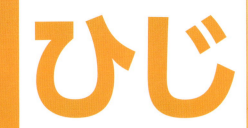

ねじる ひじ

ひじから先をねじったときの尺骨と橈骨をみてみよう。2本の骨は、平行になったり交差したりする。

wonders of human body.　elbow

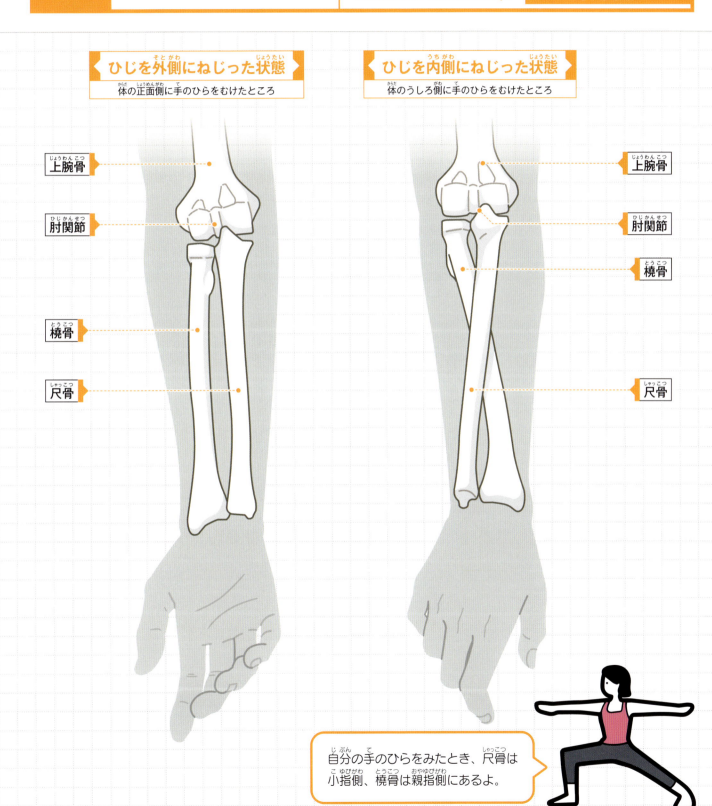

ひじを外側にねじった状態
体の正面側に手のひらをむけたところ

- 上腕骨
- 肘関節
- 橈骨
- 尺骨

ひじを内側にねじった状態
体のうしろ側に手のひらをむけたところ

- 上腕骨
- 肘関節
- 橈骨
- 尺骨

自分の手のひらをみたとき、尺骨は小指側、橈骨は親指側にあるよ。

第2章｜体がうごくしくみ｜基本編　27

ひじ

まげのばし

ひじをまげて腕に力をいれると、力こぶができる。力こぶは、上腕二頭筋がちぢんでかたくなった状態だ。

wonders of human body.   elbow

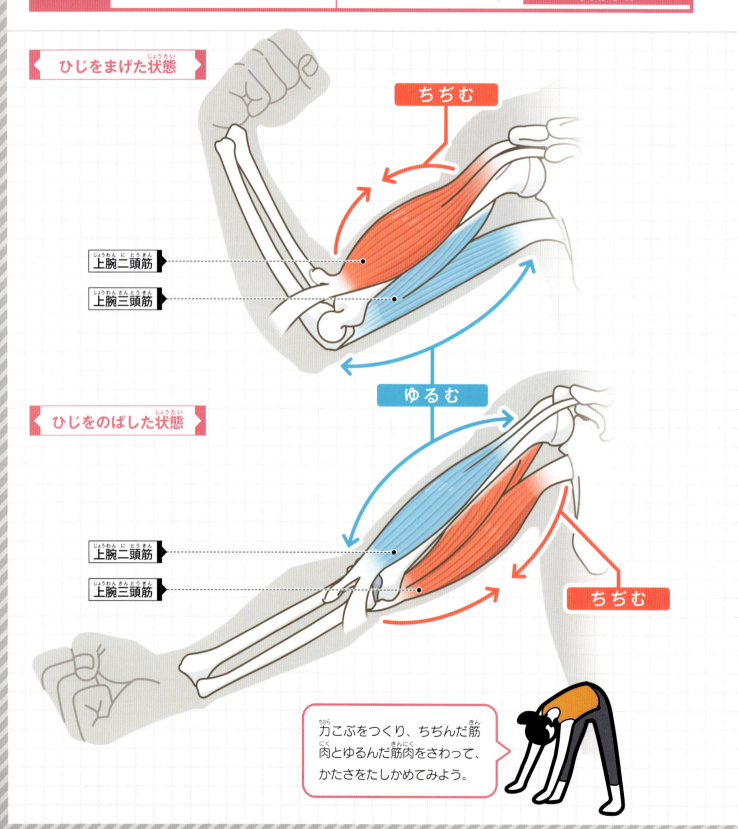

ひじをまげた状態

ちぢむ

上腕二頭筋
上腕三頭筋

ゆるむ

ひじをのばした状態

上腕二頭筋
上腕三頭筋

ちぢむ

力こぶをつくり、ちぢんだ筋肉とゆるんだ筋肉をさわって、かたさをたしかめてみよう。

手 — とじひらき

手をとじひらきする筋肉の多くは腕にある。とじるときにちぢむ筋肉は「前腕屈筋群」、ひらくときにちぢむ筋肉は「前腕伸筋群」とよばれる。

wonders of human body. — hand

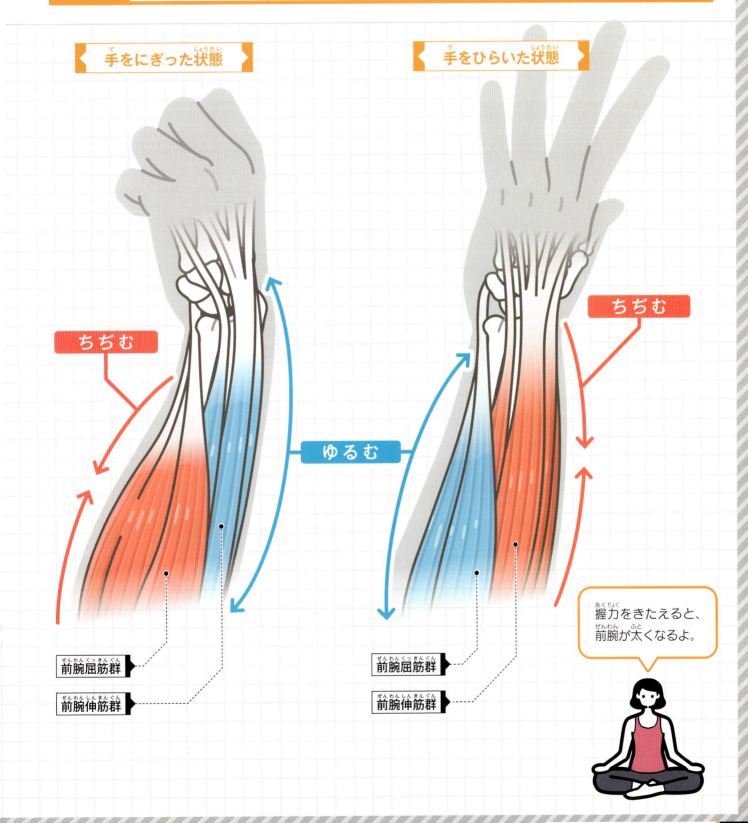

握力をきたえると、前腕が太くなるよ。

まげのばし ひざ

ひざのまげのばしは、おもにももの筋肉をつかう。まげるときはハムストリングがちぢみ、のばすときは大腿四頭筋がちぢむ。

wonders of human body. — knee

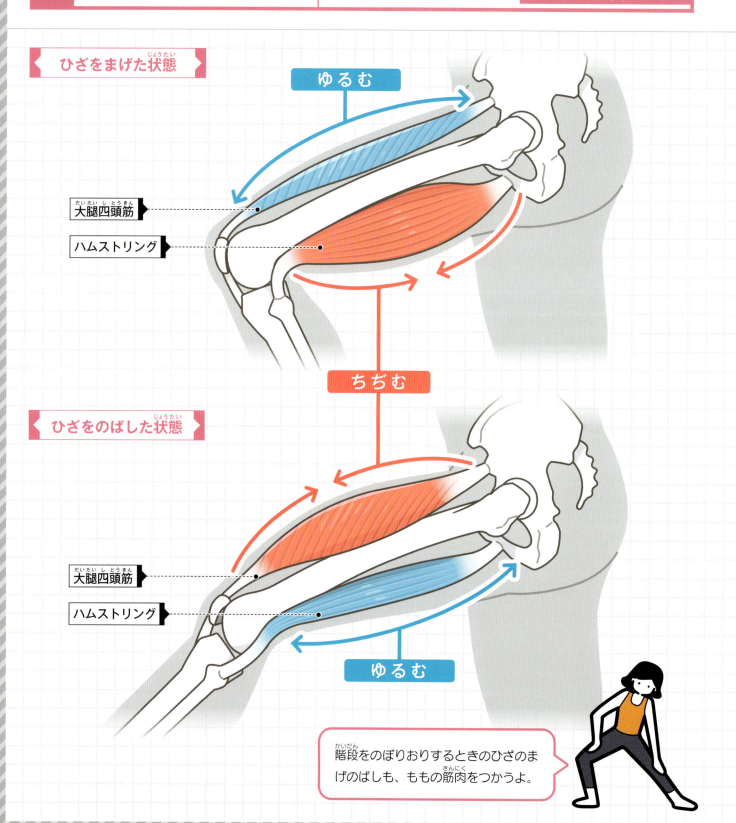

上げ下げ つま先

つま先の上げ下げは、すねとふくらはぎの筋肉をつかう。アキレス腱は、ふくらはぎの筋肉の一部だ。

wonders of human body. — toe

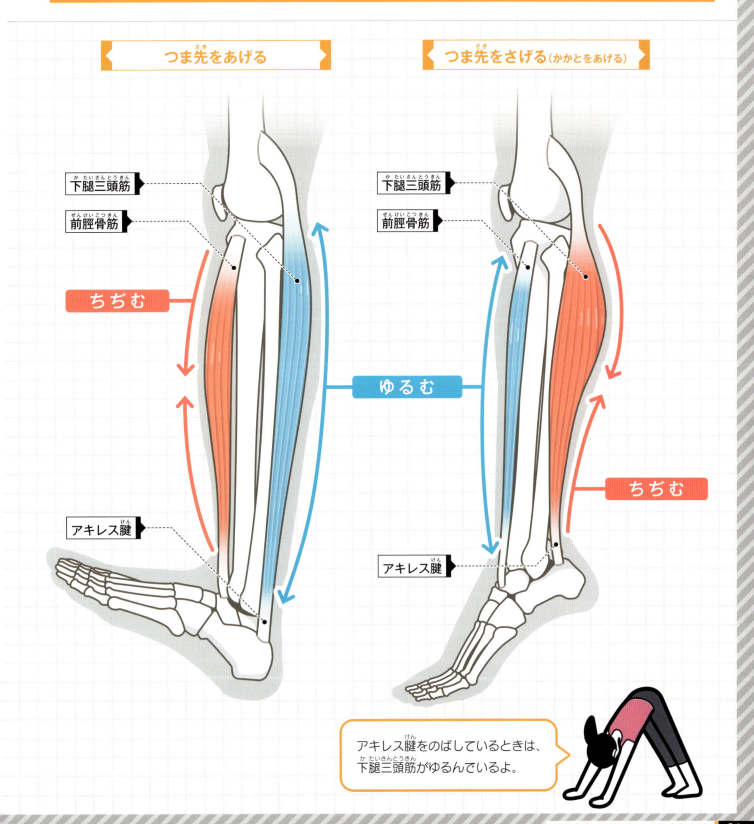

あし

前後にうごかす

あしを前にだすと体の正面側の筋肉がちぢみ、あしを後方にふるとうしろ側の筋肉がちぢむ。

wonders of human body. — leg

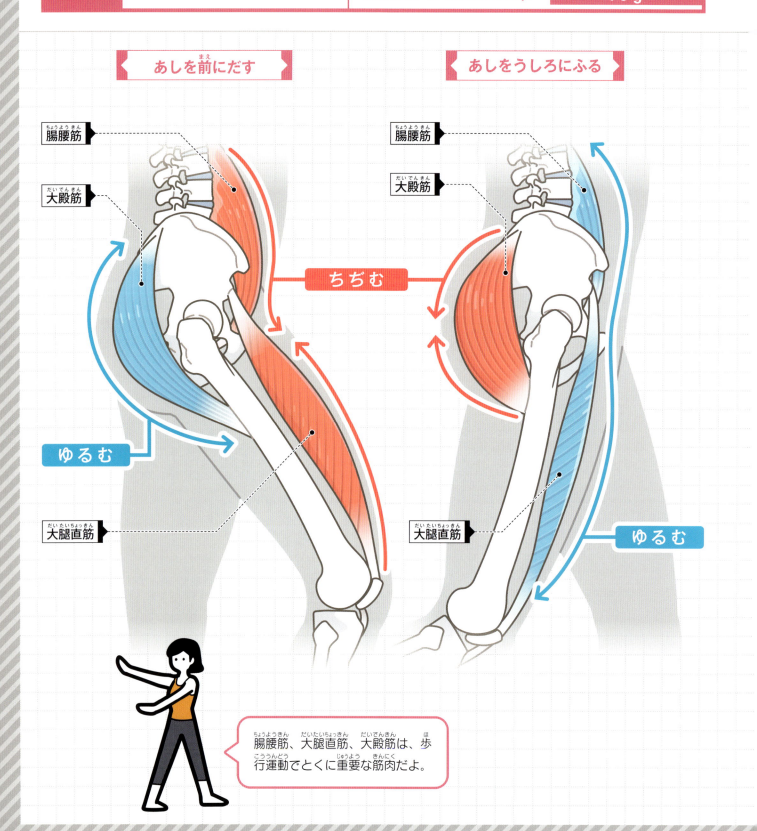

あし 横にあげる

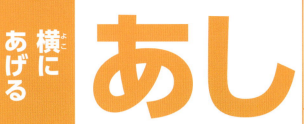

あしを横の方向に上げ下げするときは、腰にある中殿筋と、ももの内側にある長内転筋をつかう。

wonders of human body.　　leg

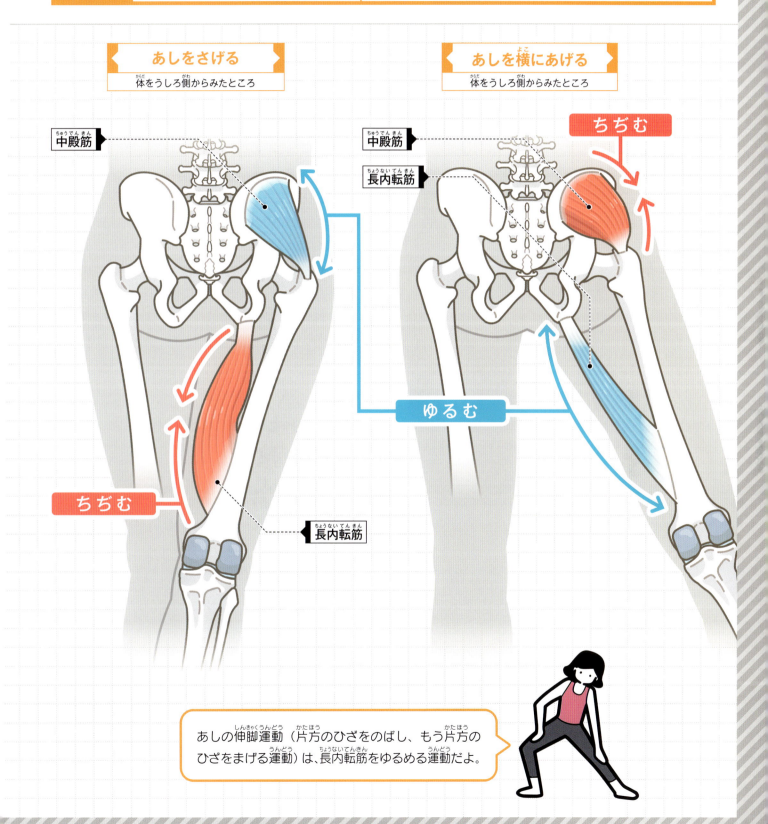

あしをさげる
体をうしろ側からみたところ

あしを横にあげる
体をうしろ側からみたところ

中殿筋
長内転筋
ちぢむ
ゆるむ
中殿筋
長内転筋
ちぢむ

あしの伸脚運動（片方のひざをのばし、もう片方のひざをまげる運動）は、長内転筋をゆるめる運動だよ。

肉体サイエンス
人工臓器と義肢

人工臓器と義肢は、人の体の組織や肉体にかわって活動を補助する、人工の肉体だ。

人工臓器

人工臓器は、体内の臓器の機能を代行する装置で、おもに医療でつかわれる。さまざまな臓器を補助する装置があり、さらなる開発がつづけられている。

身近なもの

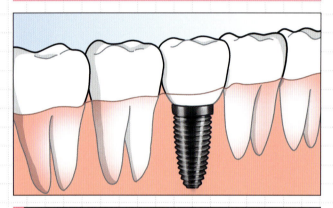

人口の歯

骨である歯が欠損したとき、人口の歯でおぎなう。虫歯であいた穴は、セラミック、レジン、ゴールドなどのインレー（つめもの）でおぎなう。差し歯や入れ歯、インプラントも、インレーと同様の素材をもちいてつくる。

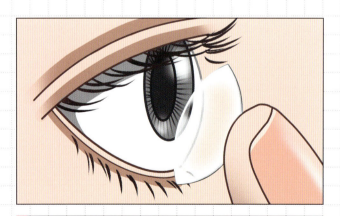

コンタクトレンズ

目は、目の中の水晶体（レンズ）を筋肉でうごかして、ピントをあわせている。その筋力がおとろえると、視力がおちる。視力をおぎなうコンタクトレンズは、人工臓器のひとつといえる。

人工関節

病気やけがなどで機能不全になった関節を、手術で人工関節におきかえることがある。ひざの関節の治療でよくつかわれる。

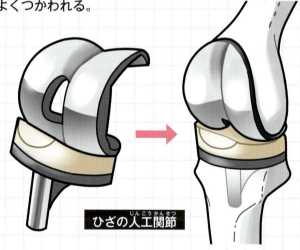

ひざの人工関節

人工心肺装置と人工透析器

医療現場では、人工臓器がつかわれることがある。心臓と肺のうごきをとめておこなう手術では、人工心肺装置がつかわれる。人工透析器は、腎臓のかわりに血液を浄化して老廃物や余分な水分、電解質を除去する装置だ。

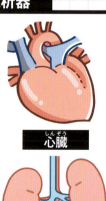

心臓

腎臓

義肢

失われた手あしの機能をおぎなう装置を義肢という。義肢には、使用者の目的におうじて、さまざまな種類がある。

義手

筋電義手と能動義手は、うごかすことができる。装飾義手は、見た目をおぎなうためにつかわれる。

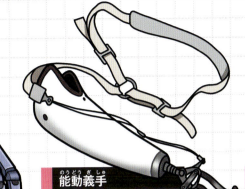

筋電義手
筋電義手は、腕の筋肉をうごかしたときに発生する微弱な電流を検知して、指や手首の関節をうごかす。

能動義手
反対側の腕、あるいは肩や背中をうごかすことで、義手の手先をとじひらきさせる。

装飾義手

義足

できるだけ自然にあるいたりはしったりできるように、さまざまな義足がつくられている。

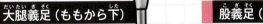

下腿義足（ひざから下）

大腿義足（ももから下）

股義足（腰から下）

スポーツ用の義肢

スポーツ用の義肢では、はやくはしる、高くとぶ、遠くにとぶなど、目的にあわせてさまざまなものがつくられている。

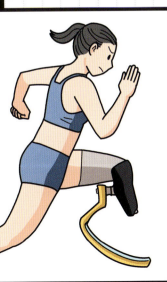

短距離走の義足
ひざ下のブレードがしなって、地面をけりだす力をうみだす。

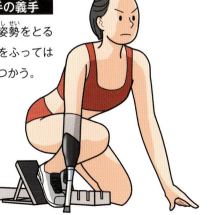

陸上選手の義手
スタートの姿勢をとるときや、腕をふってはしるときにつかう。

人間の動作の科学
ヒューマノイド・ロボット／産業用機械

人ににせたヒューマノイド・ロボットと、人の動作をまねた産業用機械を紹介しよう。

ヒューマノイド・ロボット

人間の動作、思考、デザインにせてつくられた人型のロボット。人間の骨格や筋肉の複雑なはたらきを再現するものもある。

二足歩行ロボット

バランスをとりながら2本のあしであるくことができるロボット。階段や坂道をあるいたり、急な衝撃があってもころばずにもちこたえたり、障害物をジャンプしてとびこえたりするなど、さまざまな機能をもつロボットがある。

表情をつくるロボット

人間の表情筋を再現し、喜怒哀楽の感情を表情にすることができるロボット。声をききとり、話の内容をAIで判断して、表情をつくるロボットもある。

動物型のロボット

動物のすがたやうごきを再現したロボットもある。犬型のロボットは、イヌのようなしぐさができて、ペット用が多い。鳥型のロボットは、本物そっくりにはばたいて空をとぶ。

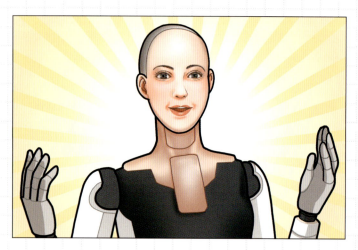

犬型　　鳥型

産業用機械

建築業、製造業、医療、農業などの分野でつかわれる機械やロボットが、産業用機械だ。ここでは、人間の「腕」の動作を応用した機械の例を紹介しよう。

ショベルカー

アームの各所にある油圧シリンダーを加圧・減圧することで、人間の腕のような細かなうごきを再現している。強力なパワーで作業することができる。

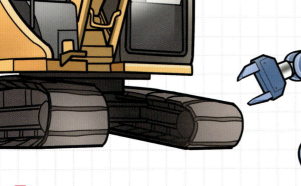

ロボットアーム

人間の腕と指ににた形状をしていて、つまむ・まわす・とりつけるなどの動作をすることができる。自動車工場などで活躍。

サービスロボット

案内ロボット、配膳ロボットなど、人間を相手にサービスすることに特化したロボットもある。サービスする相手に不安や不満をあたえにくいように、かわいらしい形をしたものが多い。

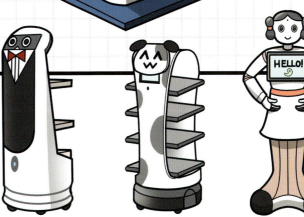

よくあるトラブル⁉
骨と筋肉の「けが」

つき指、ねんざ、骨折など、骨と筋肉にかかわるいろいろなけがを紹介しよう。

■つき指
指でボールをつくなどして、指先に大きな力がくわわっておきるけがの総称。脱臼、骨折、靱帯の損傷、関節のはれなどがある。

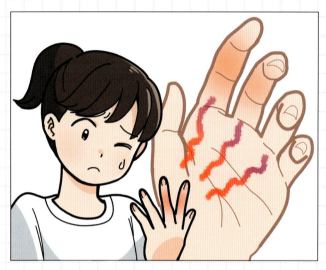

■ねんざ
足首や手首などの関節を不自然な向きにひねるなどして、関節の靱帯や腱、軟骨に損傷がおきるけがのこと。靱帯の損傷がひどいと大きくはれる。

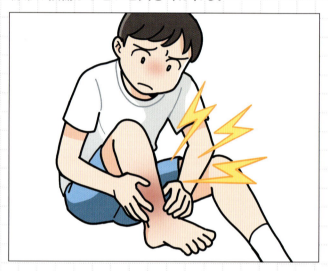

■肉ばなれ
筋肉が断裂するけがのこと。部分的な断裂もふくまれる。炎症や内出血、はれ、激痛がおきる。ふくらはぎに発症しやすい。

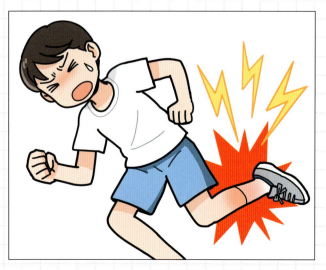

■こむら返り
おもにふくらはぎの筋肉におきるけいれんやつりのこと。運動中や就寝中に発症しやすいが、おおむねすぐにおさまる。「こむら」とは、ふくらはぎを意味する。

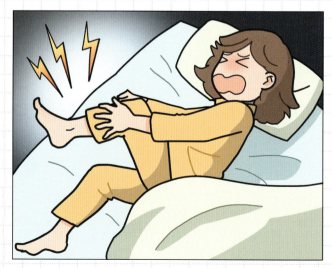

骨折

体に強い力がくわわって骨がこわれることを骨折という。
大きく、完全骨折と不全骨折にわけられる。

完全骨折
骨が完全に折れている状態。

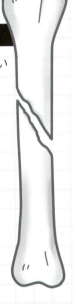

不全骨折
ヒビがはいるなどして、骨が部分的につながっている状態。

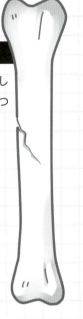

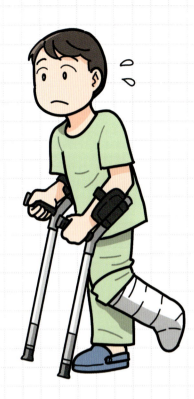

完全骨折・不全骨折の例

複雑骨折（解放骨折）
折れた骨が皮膚をつきやぶって外にでてしまったもの。

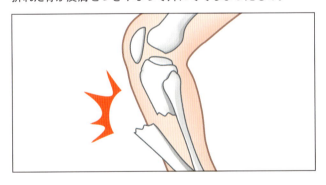

剥離骨折
靭帯や筋肉、腱をつないでいる骨がはがれてしまったもの。

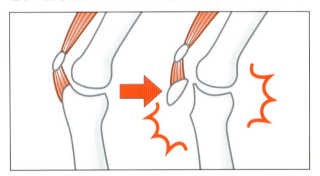

疲労骨折
ある部位にくりかえし力がくわわって骨折したもの。

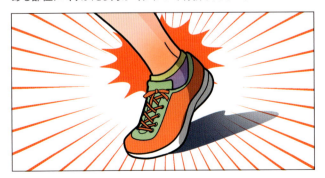

粉砕骨折
完全骨折の一種で、ひとつの骨がふたつ以上の骨片にわれたもの。

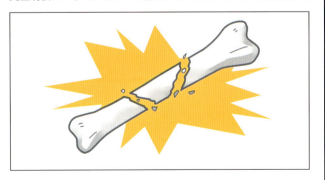

筋肉のトラブル

けいれんやつりなど、よくある筋肉のトラブルはどのようにおきるのか、そのメカニズムをみてみよう。

けいれん

自分の意思とは関係なく、筋肉が急激に収縮する発作のこと。原因はさまざまあり、発熱によるものや、脳疾患の「てんかん」の発作としておきるもの、頭部の衝撃や脳内出血でおきるもの、薬物やアルコールに反応しておきるものなどがある。

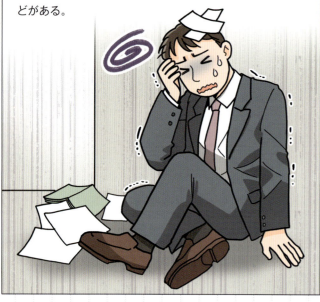

つり

筋肉がちぢんだまま、もとにもどらなくなった状態のこと。けいれんの一種で、「有痛性筋けいれん」や「筋クランプ」ともよばれる。運動中や睡眠中におこりやすく、筋肉の冷え、脱水、疲労、栄養不足などが原因でおこる。

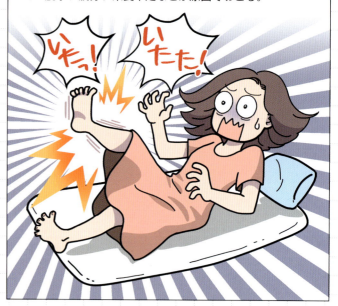

筋肉痛

運動後におきる筋肉の痛みのこと。筋肉痛のメカニズムは完全には解明されていない。以前は、疲労物質である乳酸が筋肉にたまることが原因といわれていたが、現在では、乳酸は疲労物質ではなく、運動による筋線維の損傷を修復する際におきる炎症が原因とされている。

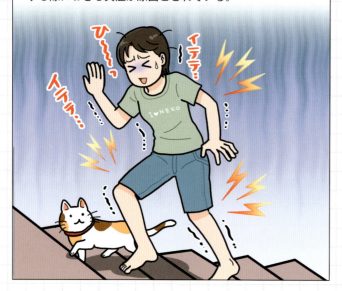

肩こり

肩から背中の筋肉が、こわばったり痛くなったりすること。その一因とされるのが血行不良で、筋肉がかたくなって血管が圧迫され、肩こりの症状がでる。筋肉疲労や末梢神経の傷なども原因にあげられる。

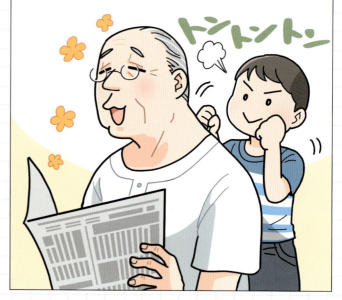

03

第3章

体がうごくしくみ

mechanism of human body.

運動編 ——————————————— exercise edition

人が運動するとき、かならず関節と筋肉をつかっている。
いろいろな運動をとおして、関節と筋肉のしくみをみていこう。

あるく

あるくことは人間の基本の運動だ。人間は、少ないエネルギー消費量で、効率よく長時間あるくことができる。

wonders of human body. — **walk**

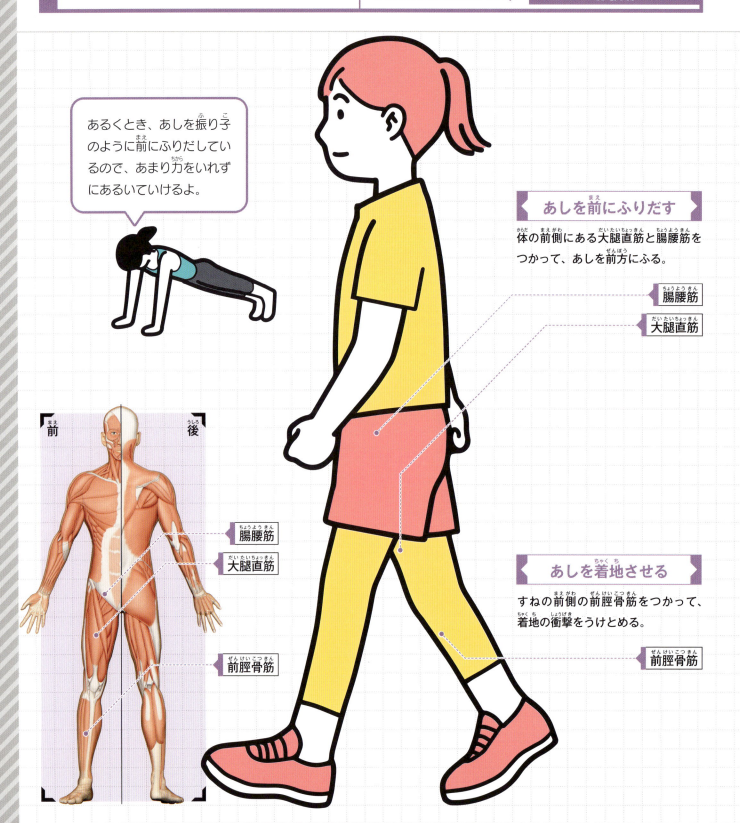

あるくとき、あしを振り子のように前にふりだしているので、あまり力をいれずにあるいていけるよ。

あしを前にふりだす
体の前側にある大腿直筋と腸腰筋をつかって、あしを前方にふる。

- 腸腰筋
- 大腿直筋

あしを着地させる
すねの前側の前脛骨筋をつかって、着地の衝撃をうけとめる。

- 前脛骨筋

前 / 後
- 腸腰筋
- 大腿直筋
- 前脛骨筋

42

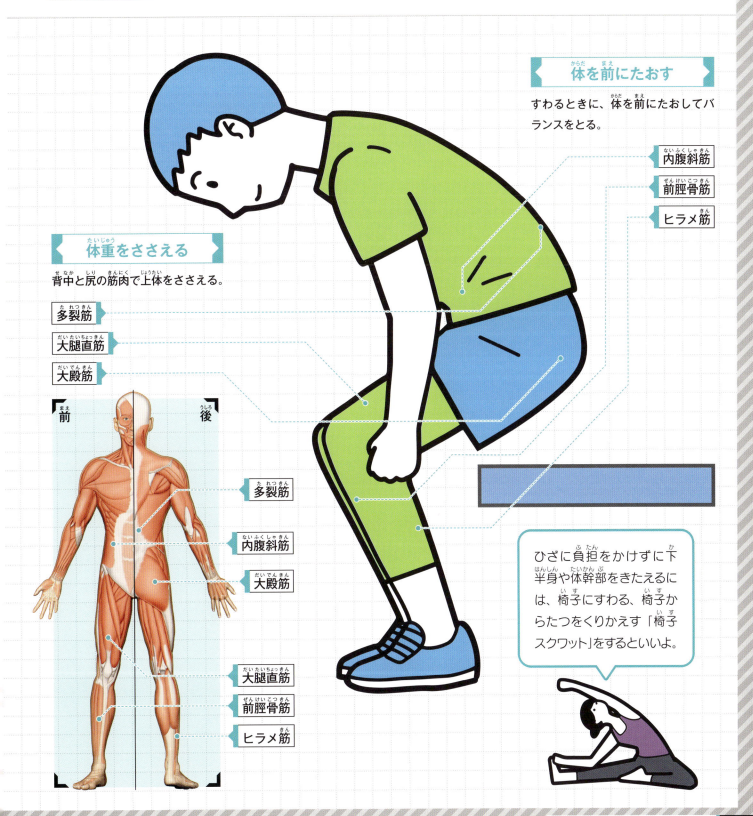

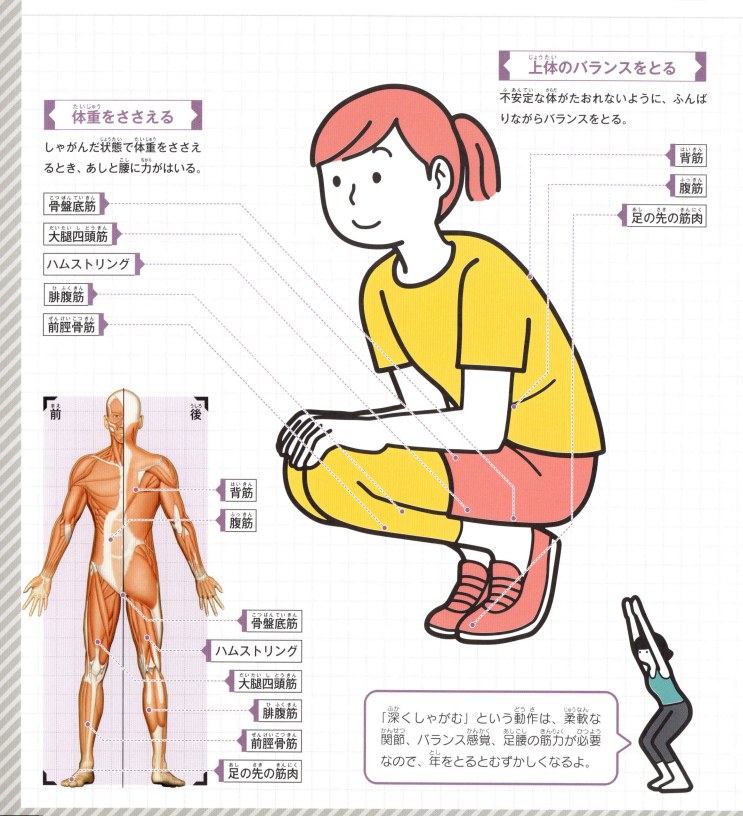

たつ

すわった状態からたちあがるのは、自分の体をささえながら上体をあげるということ。そのとき、足腰には大きな負荷がかかっている。

wonders of human body.   stand

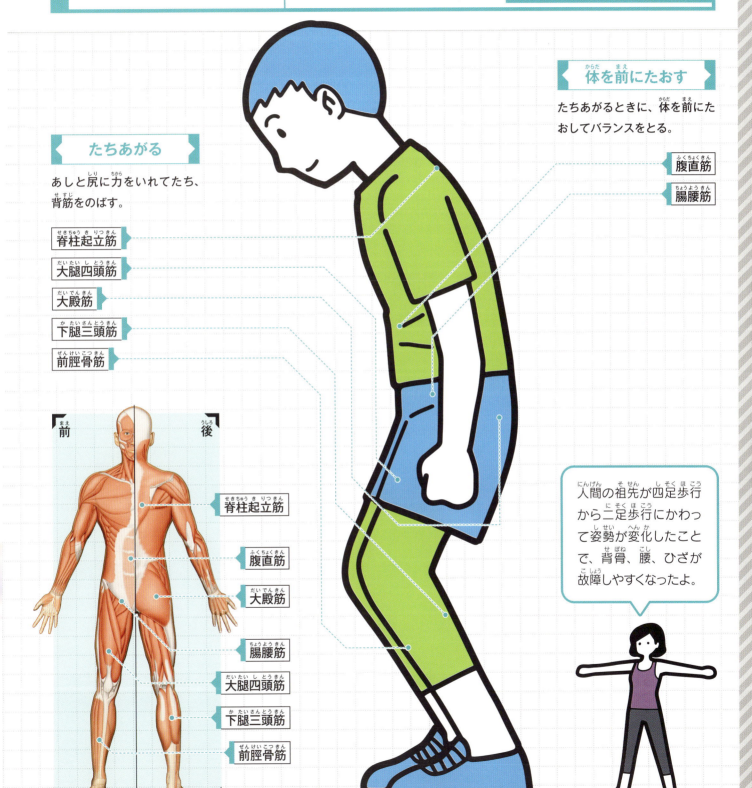

たちあがる
あしと尻に力をいれてたち、背筋をのばす。

- 脊柱起立筋
- 大腿四頭筋
- 大殿筋
- 下腿三頭筋
- 前脛骨筋

体を前にたおす
たちあがるときに、体を前にたおしてバランスをとる。

- 腹直筋
- 腸腰筋

人間の祖先が四足歩行から二足歩行にかわって姿勢が変化したことで、背骨、腰、ひざが故障しやすくなったよ。

第3章 体がうごくしくみ｜運動編 45

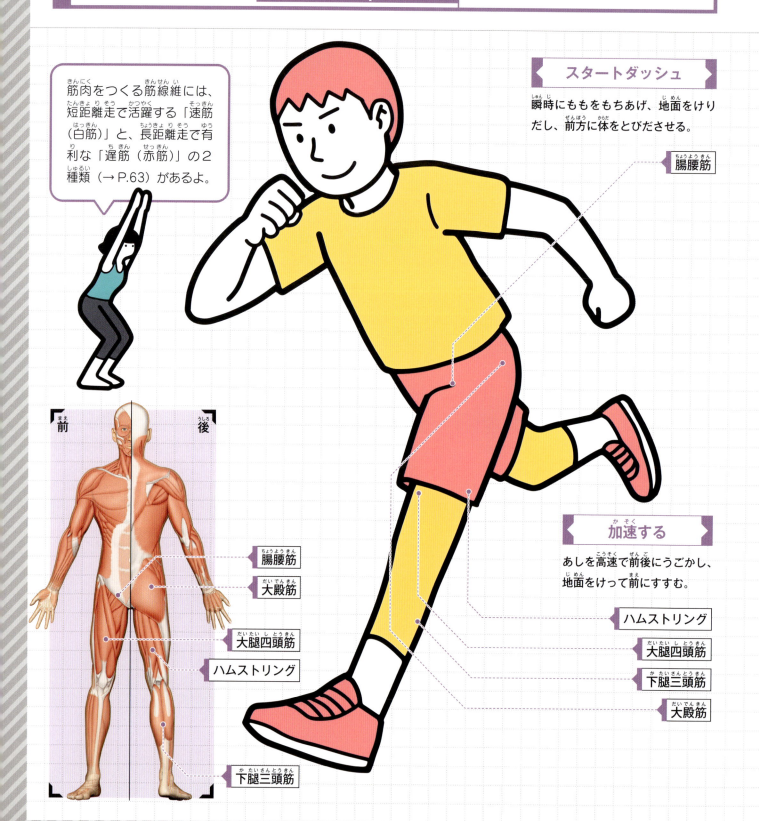

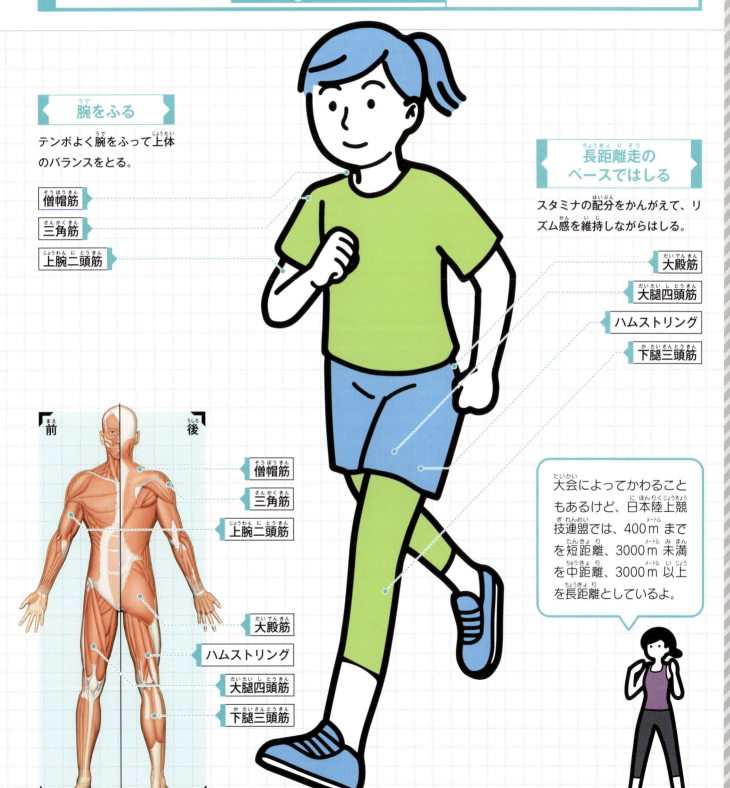

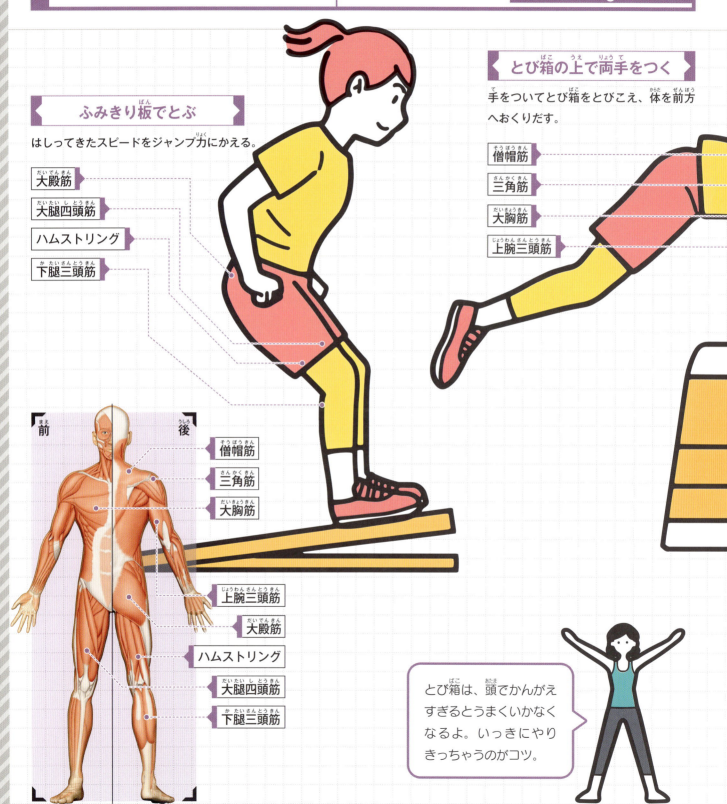

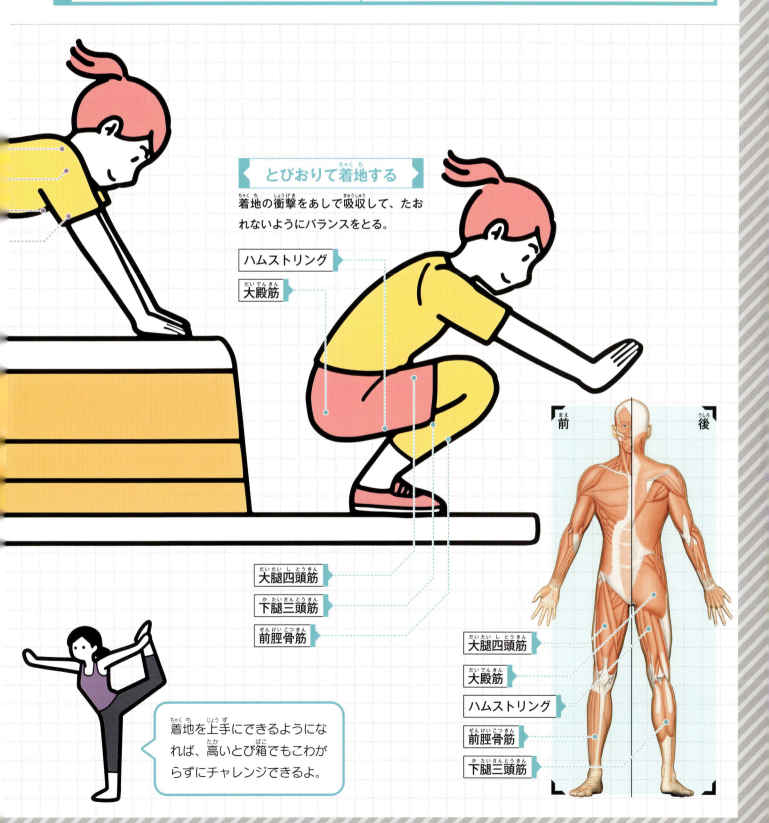

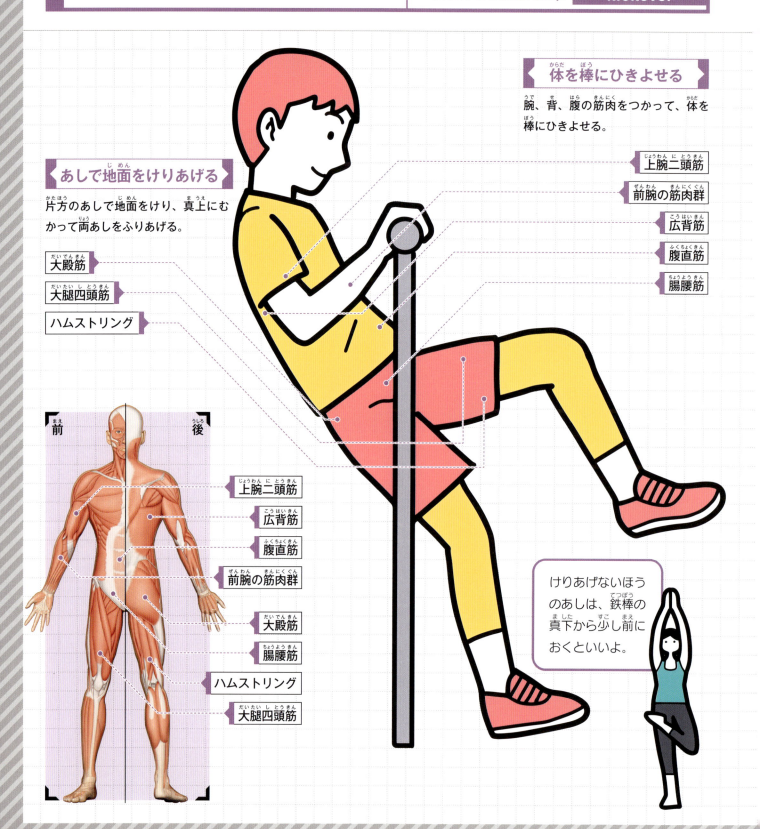

回転 逆あがり

地面をけりあげ、体を棒にひきよせたあと、あしを真上にふりあげて回転できれば成功だ。

wonders of human body. — kickover

あしをふりあげて回転する

両あしを真上にむかってふりあげ、そのいきおいのまま回転する。

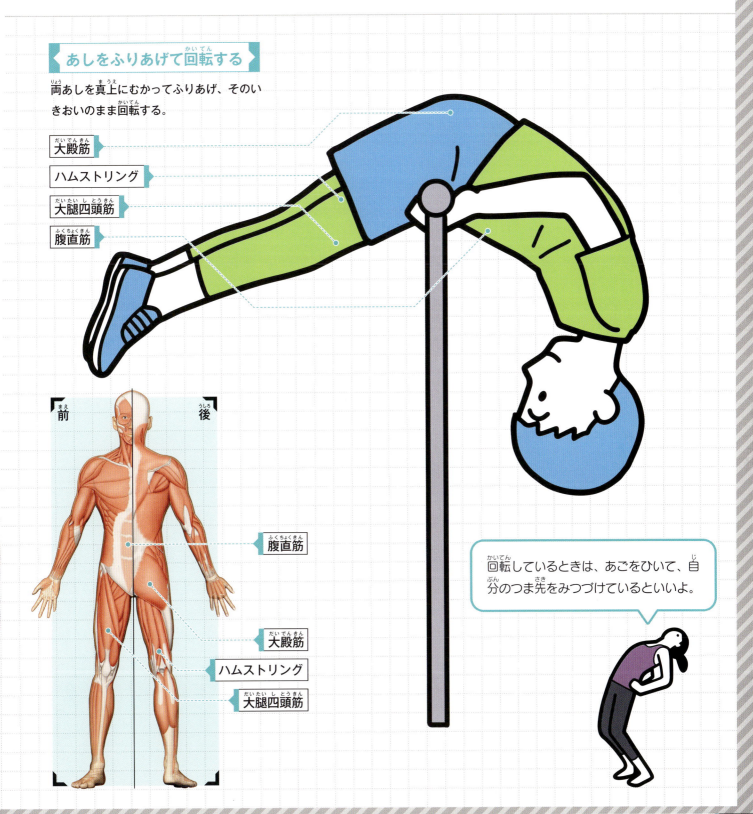

回転しているときは、あごをひいて、自分のつま先をみつづけているといいよ。

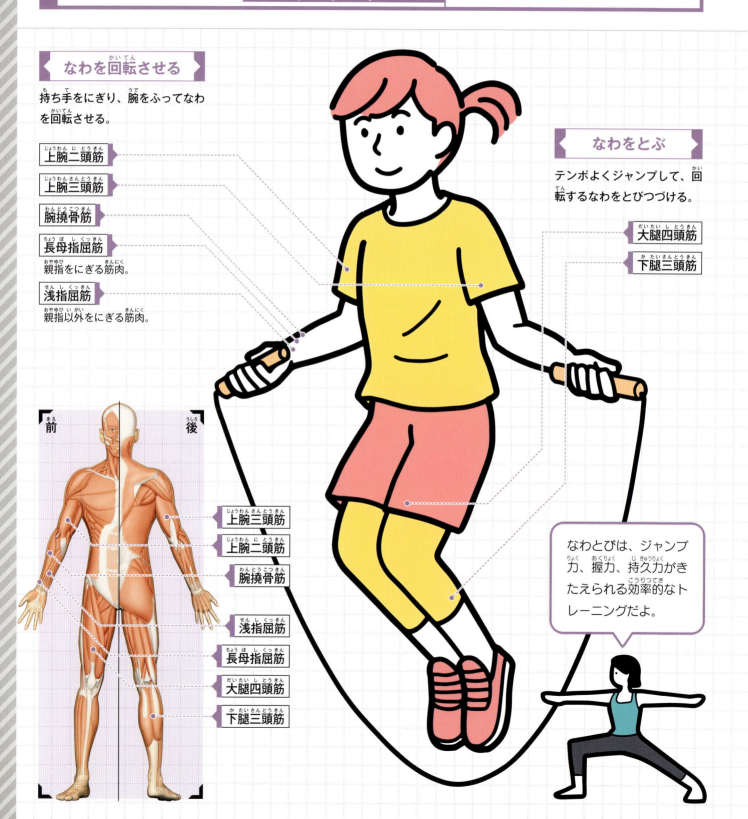

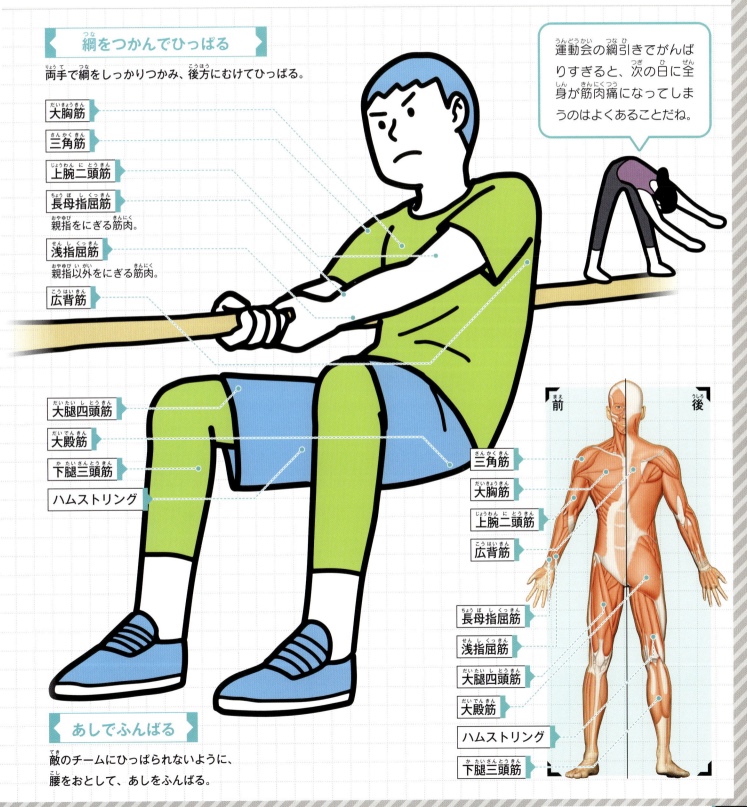

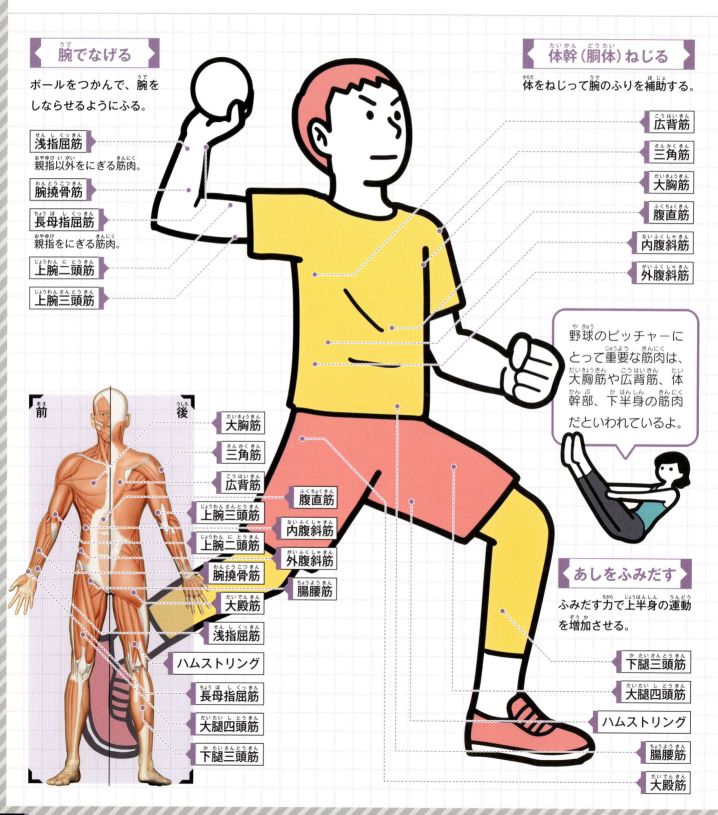

ボールをける

ボールをけるのもあしをふるだけでできるが、全身の筋肉をつかえば強烈なキック力がうみだせる。

wonders of human body. — kick a ball —

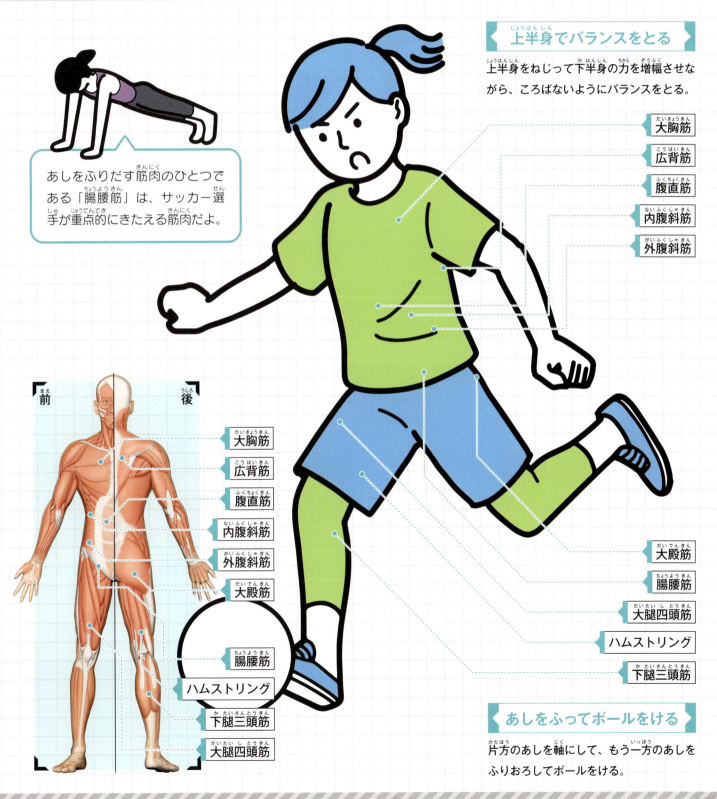

あしをふりだす筋肉のひとつである「腸腰筋」は、サッカー選手が重点的にきたえる筋肉だよ。

上半身でバランスをとる
上半身をねじって下半身の力を増幅させながら、ころばないようにバランスをとる。

- 大胸筋
- 広背筋
- 腹直筋
- 内腹斜筋
- 外腹斜筋

あしをふってボールをける
片方のあしを軸にして、もう一方のあしをふりおろしてボールをける。

- 大殿筋
- 腸腰筋
- 大腿四頭筋
- ハムストリング
- 下腿三頭筋

前 / 後

- 大胸筋
- 広背筋
- 腹直筋
- 内腹斜筋
- 外腹斜筋
- 大殿筋
- 腸腰筋
- ハムストリング
- 下腿三頭筋
- 大腿四頭筋

第3章 | 体がうごくしくみ | 運動編　55

クロール

wonders of human body. — front crawl

クロール・平泳ぎ・背泳ぎ・バタフライは、「水泳の4泳法」とよばれている。その中ではクロールが一番はやい。

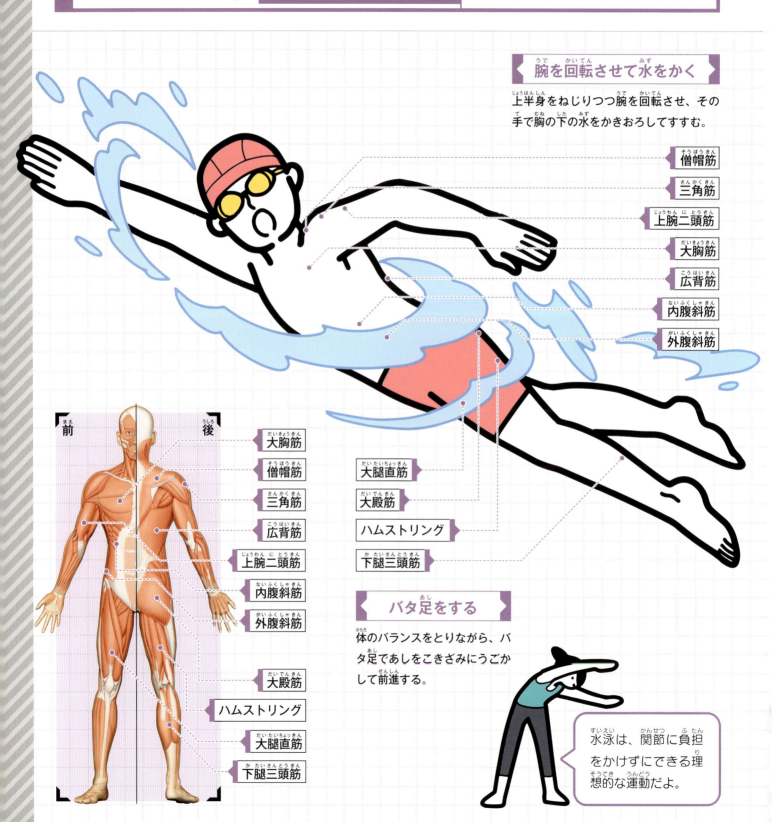

腕を回転させて水をかく
上半身をねじりつつ腕を回転させ、その手で胸の下の水をかきおろしてすすむ。

バタ足をする
体のバランスをとりながら、バタ足であしをこきざみにうごかして前進する。

水泳は、関節に負担をかけずにできる理想的な運動だよ。

平泳ぎ
ひらおよぎ

クロールのおもな推進力は腕の回転でつくられるが、平泳ぎは下半身のキック力がスピードをうみだす。

wonders of human body. — breaststroke —

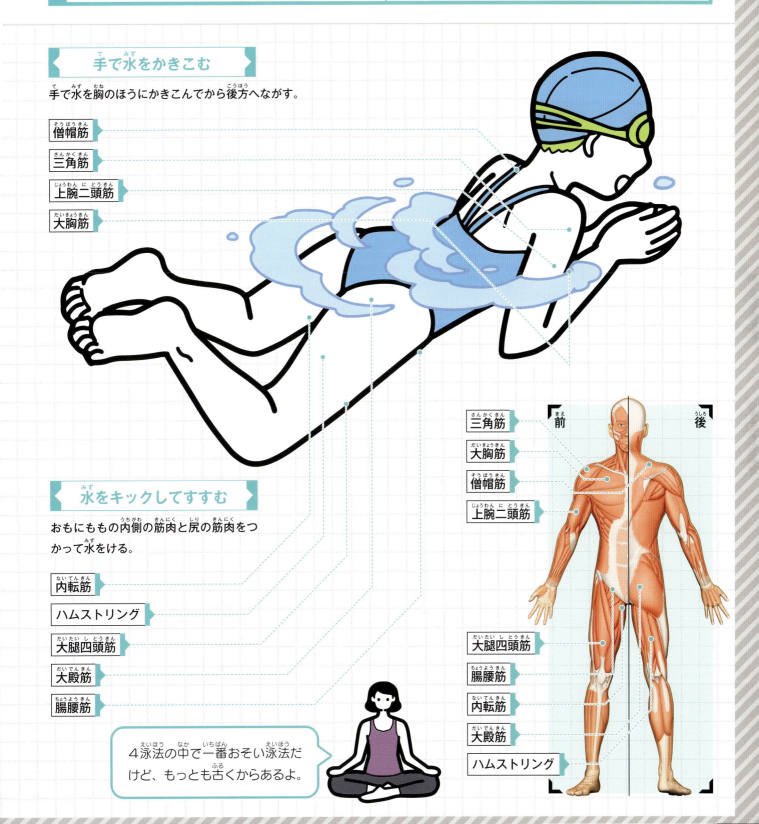

手で水をかきこむ
手で水を胸のほうにかきこんでから後方へながす。

- 僧帽筋（そうぼうきん）
- 三角筋（さんかくきん）
- 上腕二頭筋（じょうわんにとうきん）
- 大胸筋（だいきょうきん）

水をキックしてすすむ
おもにももの内側の筋肉と尻の筋肉をつかって水をける。

- 内転筋（ないてんきん）
- ハムストリング
- 大腿四頭筋（だいたいしとうきん）
- 大殿筋（だいでんきん）
- 腸腰筋（ちょうようきん）

4泳法の中で一番おそい泳法だけど、もっとも古くからあるよ。

前 / 後
- 三角筋
- 大胸筋
- 僧帽筋
- 上腕二頭筋
- 大腿四頭筋
- 腸腰筋
- 内転筋
- 大殿筋
- ハムストリング

第3章｜体がうごくしくみ｜運動編　57

背泳ぎ

背泳ぎは、あおむけでおよぐ泳法だ。上半身をうかせた状態で手とあしをつかい、全身の筋肉を使用する。

wonders of human body. — backstroke —

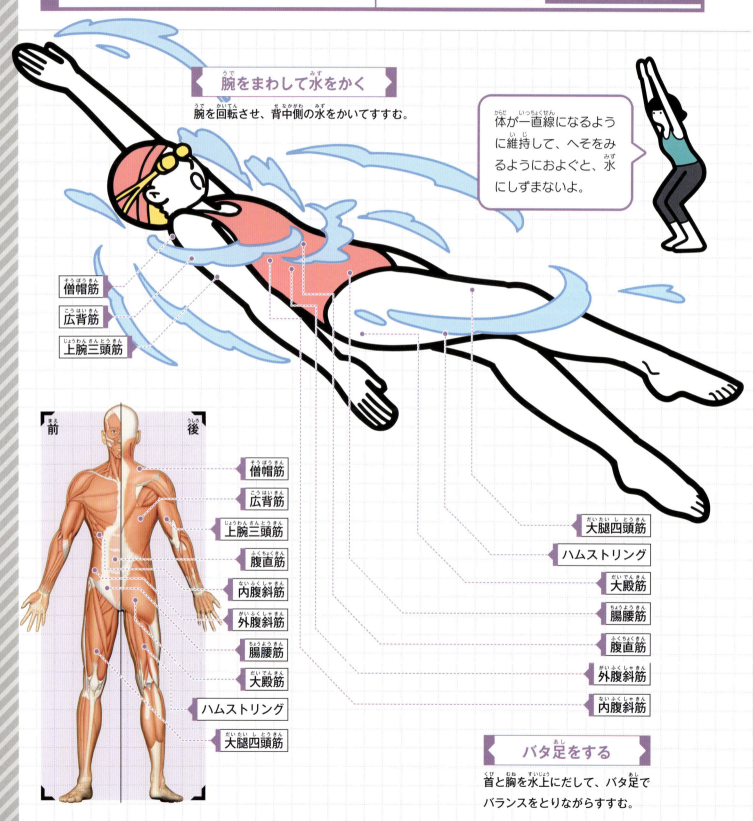

腕をまわして水をかく
腕を回転させ、背中側の水をかいてすすむ。

体が一直線になるように維持して、へそをみるようにおよぐと、水にしずまないよ。

僧帽筋
広背筋
上腕三頭筋

前　後

僧帽筋
広背筋
上腕三頭筋
腹直筋
内腹斜筋
外腹斜筋
腸腰筋
大殿筋
ハムストリング
大腿四頭筋

大腿四頭筋
ハムストリング
大殿筋
腸腰筋
腹直筋
外腹斜筋
内腹斜筋

バタ足をする
首と胸を水上にだして、バタ足でバランスをとりながらすすむ。

58

バタフライ

wonders of human body. — butterfly

クロールのつぎにスピードがだせるバタフライ。腕の回転とドルフィンキックが推進力となる。

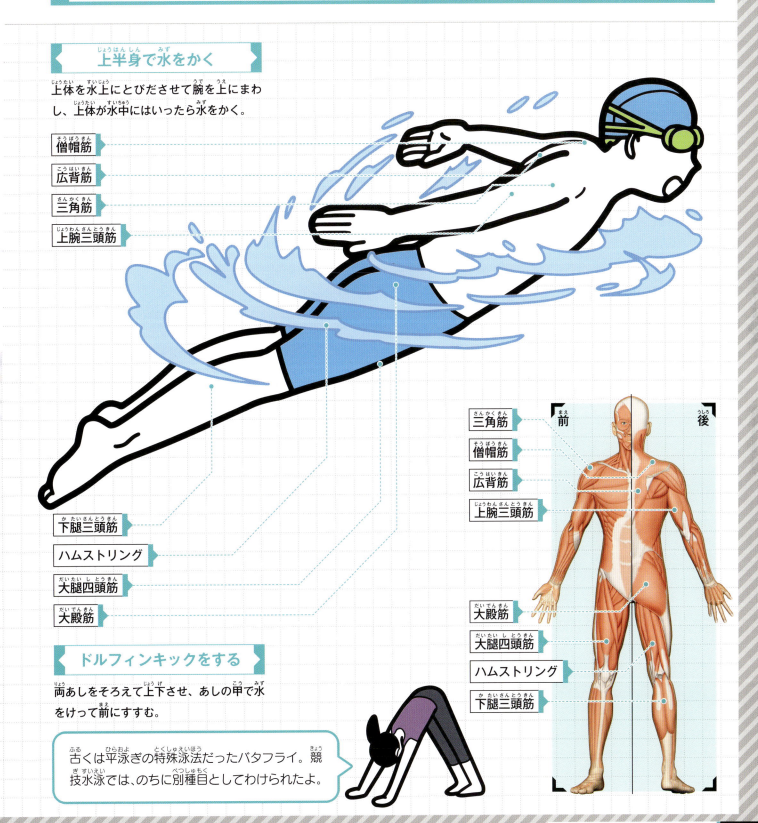

上半身で水をかく

上体を水上にとびださせて腕を上にまわし、上体が水中にはいったら水をかく。

- 僧帽筋
- 広背筋
- 三角筋
- 上腕三頭筋
- 下腿三頭筋
- ハムストリング
- 大腿四頭筋
- 大殿筋

ドルフィンキックをする

両あしをそろえて上下させ、あしの甲で水をけって前にすすむ。

古くは平泳ぎの特殊泳法だったバタフライ。競技水泳では、のちに別種目としてわけられたよ。

前 / 後

- 三角筋
- 僧帽筋
- 広背筋
- 上腕三頭筋
- 大殿筋
- 大腿四頭筋
- ハムストリング
- 下腿三頭筋

第3章｜体がうごくしくみ｜運動編　59

バットのスイング

野球のホームランバッターは、尻やあしの筋肉が発達している。するどいスイングは、上半身の筋肉だけではうまれない。

wonders of human body. — swing a bat

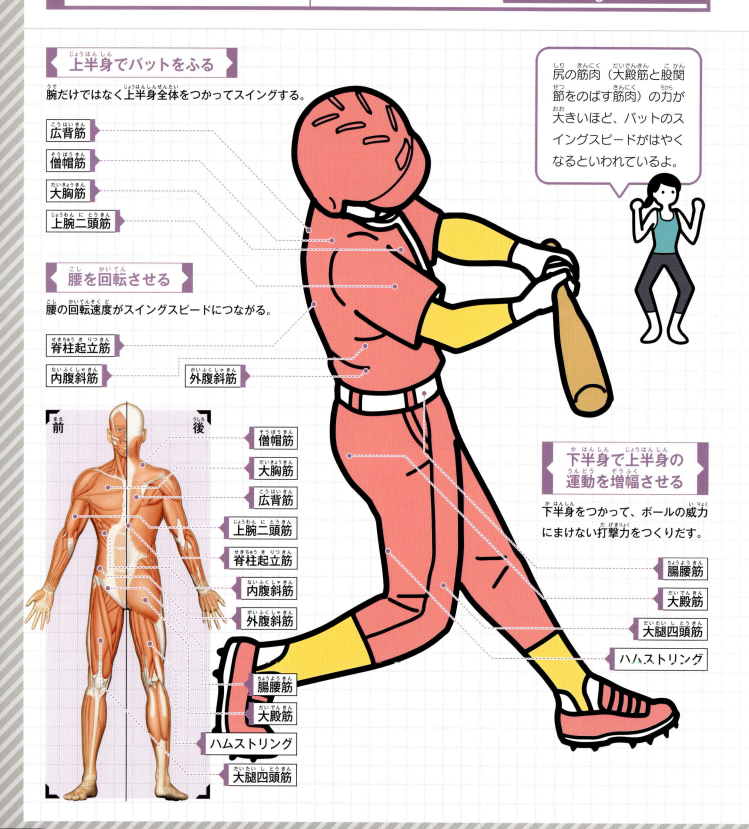

上半身でバットをふる
腕だけではなく上半身全体をつかってスイングする。
- 広背筋
- 僧帽筋
- 大胸筋
- 上腕二頭筋

腰を回転させる
腰の回転速度がスイングスピードにつながる。
- 脊柱起立筋
- 内腹斜筋
- 外腹斜筋

尻の筋肉（大殿筋と股関節をのばす筋肉）の力が大きいほど、バットのスイングスピードがはやくなるといわれているよ。

下半身で上半身の運動を増幅させる
下半身をつかって、ボールの威力にまけない打撃力をつくりだす。
- 腸腰筋
- 大殿筋
- 大腿四頭筋
- ハムストリング

前 / 後
- 僧帽筋
- 大胸筋
- 広背筋
- 上腕二頭筋
- 脊柱起立筋
- 内腹斜筋
- 外腹斜筋
- 腸腰筋
- 大殿筋
- ハムストリング
- 大腿四頭筋

60

ラケットのスイング

テニスの基本的なスイングは、フォアハンドストローク。ボールをしっかりとうちかえすためには、腰の回転が重要だ。

wonders of human body. — swing a racket

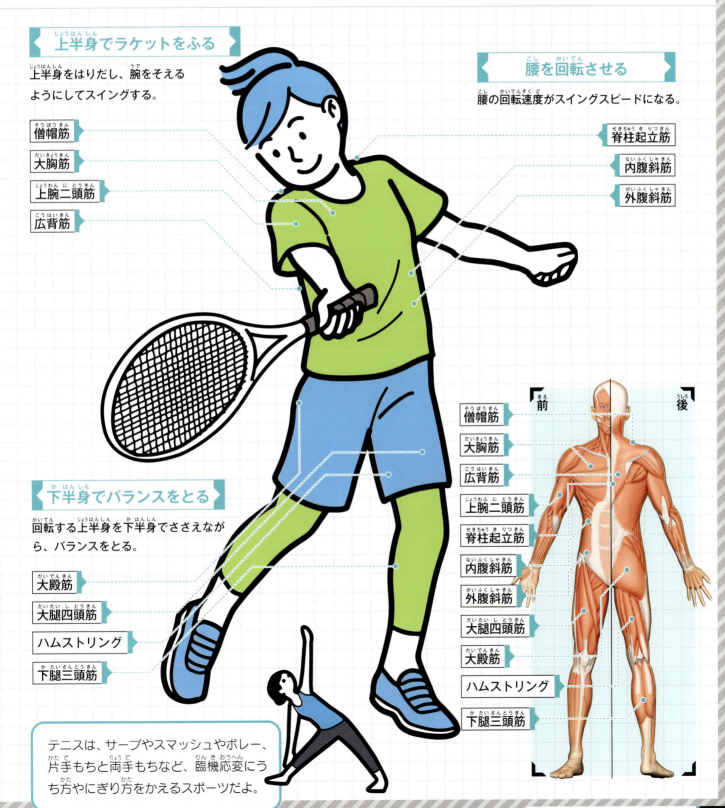

上半身でラケットをふる
上半身をはりだし、腕をそえるようにしてスイングする。

- 僧帽筋
- 大胸筋
- 上腕二頭筋
- 広背筋

腰を回転させる
腰の回転速度がスイングスピードになる。

- 脊柱起立筋
- 内腹斜筋
- 外腹斜筋

下半身でバランスをとる
回転する上半身を下半身でささえながら、バランスをとる。

- 大殿筋
- 大腿四頭筋
- ハムストリング
- 下腿三頭筋

前 / 後

- 僧帽筋
- 大胸筋
- 広背筋
- 上腕二頭筋
- 脊柱起立筋
- 内腹斜筋
- 外腹斜筋
- 大腿四頭筋
- 大殿筋
- ハムストリング
- 下腿三頭筋

テニスは、サーブやスマッシュやボレー、片手もちと両手もちなど、臨機応変にうち方やにぎり方をかえるスポーツだよ。

第3章 | 体がうごくしくみ | 運動編　61

めざせ筋肉博士！
筋肉大解剖

筋肉のつくりや、筋肉が太くなるメカニズムなど、筋肉についてくわしくみてみよう。

筋肉の種類

筋肉は、大きくわけて、自分の意思でうごかせる「随意筋」と、意思でうごかせない「不随意筋」がある。

随意筋
自分の意思でうごかせる。
- 骨格筋

骨格にそってついている筋肉。

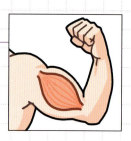

不随意筋
自分の意思でうごかせない。
- 心臓の筋肉
- 内臓や血管などの筋肉

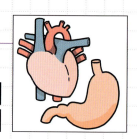

筋肉の構造

筋肉は、「筋線維」という細い細胞のたばでできている。筋線維は、ちぢんだりゆるんだりする特徴をもっている。

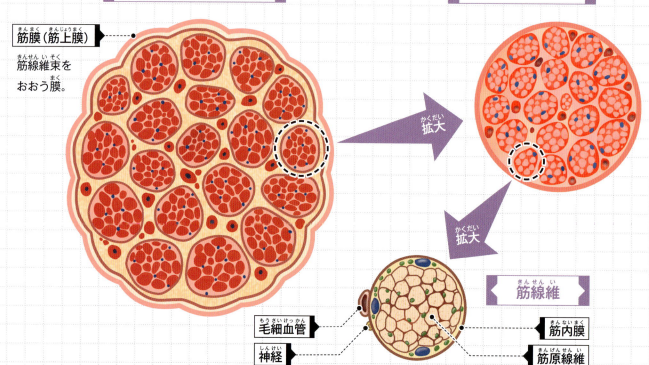

筋肉の断面図
- 筋膜（筋上膜）：筋線維束をおおう膜。

筋線維束：筋線維のたば。

拡大 → 拡大 →

筋線維
- 毛細血管
- 神経
- 筋内膜
- 筋原線維

62

「筋肉がつく」とは？

運動をして筋肉をつかい、筋肉が太くなることを「筋肉がつく」という。筋肉が太くなるのは、きずついた筋線維が補修されるためだ。

1 運動する
運動して筋線維をちぢめたりゆるめたりする。

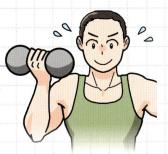

2 筋線維が損傷する
ちぢめたりゆるめたりした筋線維の一部にわずかなきずができる。

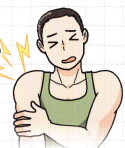

3 損傷した筋線維が補修される
きずついた部分がたんぱく質などで補修される。

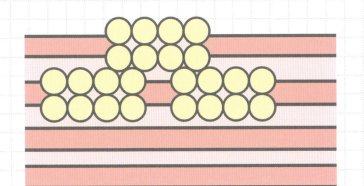

4 太くなる
太くなった筋線維で、より強い力がだせるようになる。

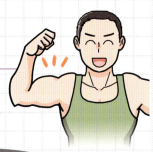

遅筋（持久力）と速筋（瞬発力）

自分の意思でうごかせる「骨格筋」は、2種類の筋線維がまざりあってできている。持久力にすぐれた遅筋（赤筋）と、瞬発力にすぐれた速筋（白筋）だ。実際に、陸上競技のマラソン選手は遅筋が多く、短距離選手は速筋が多い。遅筋には、酸素が多くふくまれている。

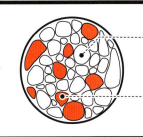 速筋（白筋）

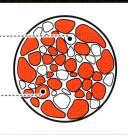 遅筋（赤筋）

筋肉雑学

ちょっとおもしろくて、だれかにはなしたくなる筋肉の雑学を紹介しよう。

■人間の筋肉は約600種類

人間の体にある筋肉は約600種類あり、そのうちの約400種類が自分の意思でうごかせる骨格筋だ。つまり、約400種類の筋肉は、自分の意思できたえることができるというわけだ。

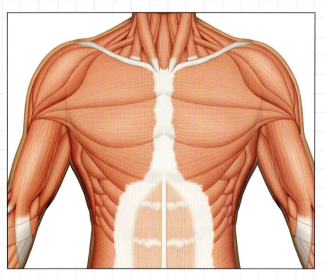

■筋肉量が多いと太りにくい

筋肉をつかうと、カロリー（エネルギー）を消費する。筋肉量が多ければ、消費するカロリーも大きくなるので、筋肉をきたえれば太りにくい体になる。ただし、筋肉量がふえると、おなかがへりやすくなる。

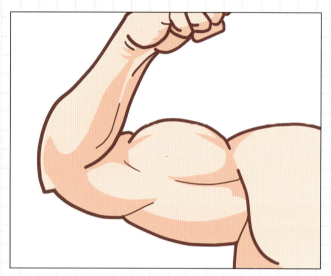

■筋線維の数は年齢でかわる

筋線維の数は、青年期の20代がもっとも多く、約60万本ある。加齢とともにだんだんへっていき、80代には約35万本になる。筋肉のつき方は遺伝できまる要素が多く、速筋と遅筋の割合は人によってちがう。

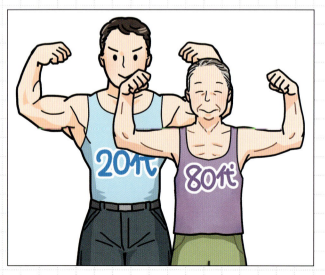

■ふだんは筋肉の一部が不使用

運動しているとき、がんばって力をだしているつもりでも、実際にははたらいていない筋線維がある。ところが、緊急事態になると、いつもははたらいていない筋線維もはたらいて、ふだんより大きな力がだせるようになる。

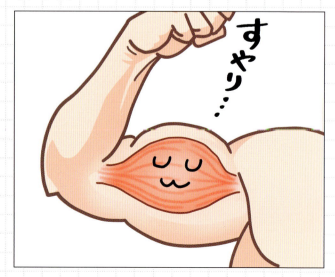

04

第4章

muscles used in strength training.

筋力トレーニング でつかう筋肉

筋力トレーニングでは、どの筋肉をつかっているのかを
理解して、その筋肉に意識をむけながら実践しよう。

筋力トレーニングの注意点

成長期の筋トレの危険性

本格的な筋トレは、ある程度まで大人の体ができあがる高校生以上が理想的だといわれている。
それ以前の成長期におこなう筋トレは、デメリットをともなう場合がある。

けがや故障をしやすい

子どもの関節や筋肉はけがや故障をしやすく、一度損傷するとくせになったり、長期化したりする。

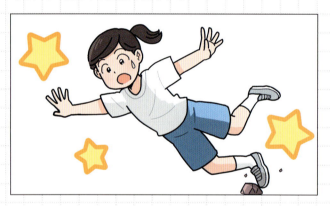

成長を阻害する可能性

過度な筋トレでエネルギーが過剰につかわれると、体の成長に必要なエネルギーが不足することがある。

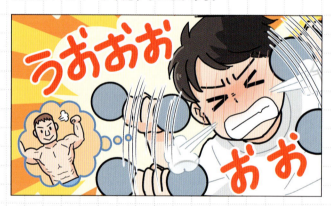

やりすぎないことが大事

筋トレで適度な運動量をたもつために、「強すぎる負荷をかけない」「長時間おなじ筋トレをつづけない」「休憩をはさむ」といったことを意識しよう。

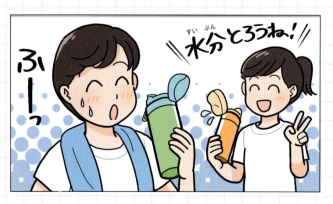

大人のような筋肉はつきにくい

身長の成長が止まると、筋肉が太く大きく育ちやすくなる。身長がぐんぐんのびる成長期は、ムキムキの筋肉にはなりにくい。

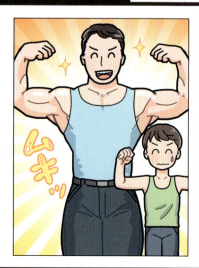

成長期の子どもが筋力トレーニング（筋トレ）をおこなうときは、注意が必要だ。大人のようなムキムキの肉体をめざして、重いものをもつなどの強い負荷をかけるようなトレーニングは、とても危険な行為だと知っておこう。

しっかり準備運動をしよう

筋トレをするときは、故障やケガをしないように、かならず準備運動をしよう。
関節をほぐしたり、筋肉や腱をのばしたりすることが重要だ。

アキレス腱をのばす

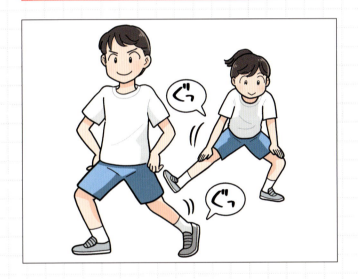

手あしの関節をまわす

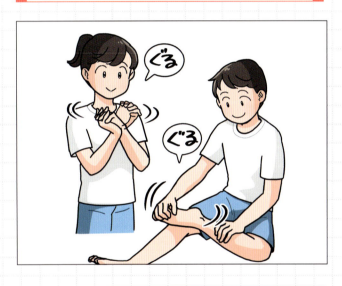

全身の筋肉をストレッチ

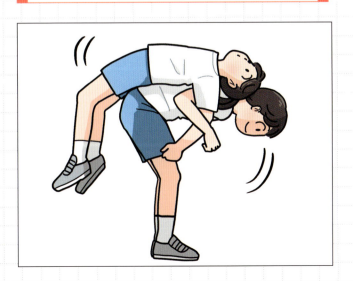

首や肩をまわしてほぐす

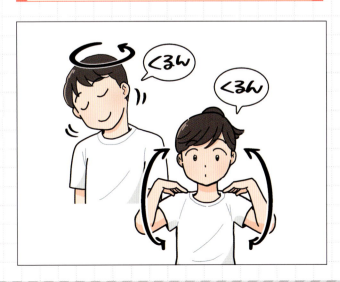

腹筋

腹筋は、シットアップともよばれている。腹の周辺の筋肉に負荷をかけることができるトレーニングだ。

wonders of human body. — sit-ups

トレーニングの動作

1：あおむけになり、両手を頭のうしろでくむ。
2：ひざをたててあしをつく。
3：体をまるめながら、腹に力をいれて体をおこす。
4：おこした体をもとにもどす。
※1〜4をくりかえす。

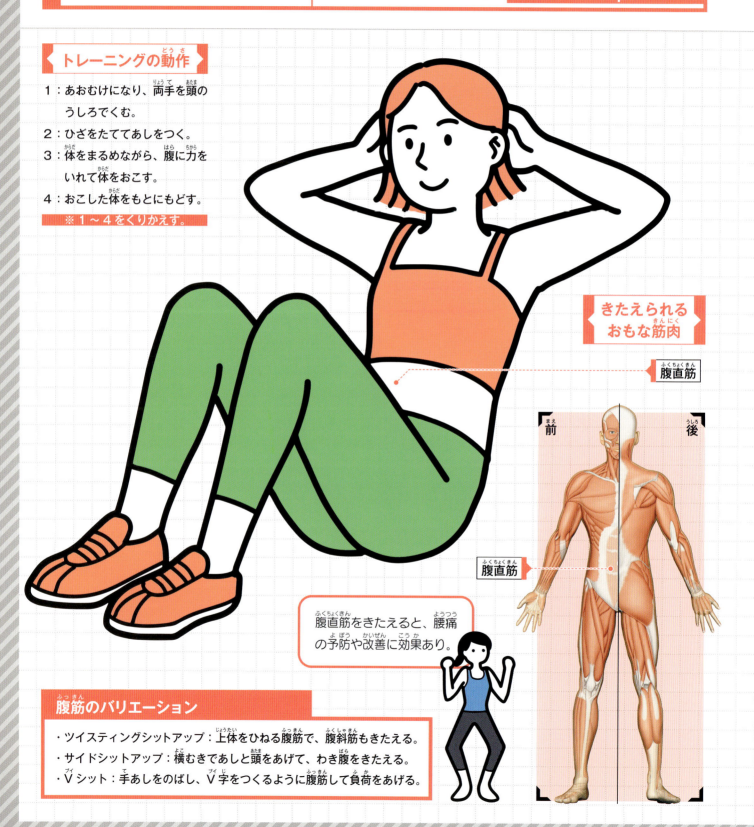

きたえられるおもな筋肉

腹直筋

前　後

腹直筋

腹直筋をきたえると、腰痛の予防や改善に効果あり。

腹筋のバリエーション

・ツイスティングシットアップ：上体をひねる腹筋で、腹斜筋もきたえる。
・サイドシットアップ：横むきであしと頭をあげて、わき腹をきたえる。
・Vシット：手あしをのばし、V字をつくるように腹筋して負荷をあげる。

腕たてふせ

wonders of human body. — push-ups

プッシュアップとよばれるこの運動で、三角筋、大胸筋、上腕三頭筋が同時にきたえられる。

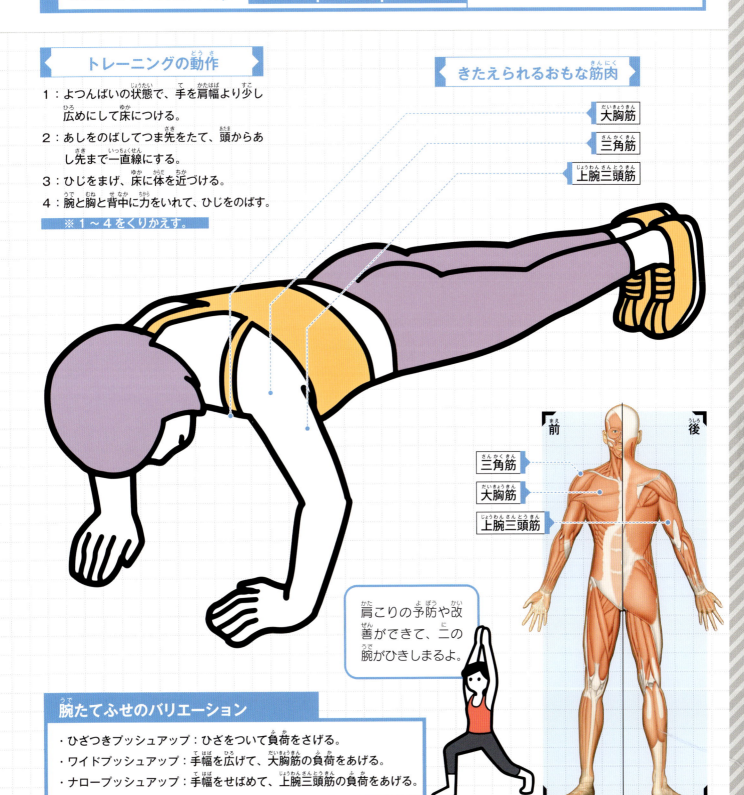

トレーニングの動作

1：よつんばいの状態で、手を肩幅より少し広めにして床につける。
2：あしをのばしてつま先をたて、頭からあし先まで一直線にする。
3：ひじをまげ、床に体を近づける。
4：腕と胸と背中に力をいれて、ひじをのばす。
※1～4をくりかえす。

きたえられるおもな筋肉

- 大胸筋
- 三角筋
- 上腕三頭筋

前　後
- 三角筋
- 大胸筋
- 上腕三頭筋

肩こりの予防や改善ができて、二の腕がひきしまるよ。

腕たてふせのバリエーション

・ひざつきプッシュアップ：ひざをついて負荷をさげる。
・ワイドプッシュアップ：手幅を広げて、大胸筋の負荷をあげる。
・ナロープッシュアップ：手幅をせばめて、上腕三頭筋の負荷をあげる。

第4章　筋力トレーニングでつかう筋肉

けんすい

wonders of human body. — pull ups

けんすいは、順手ならプルアップ、逆手ならチンニングという。体重を利用したトレーニングで、背中とわきと腕がきたえられる。

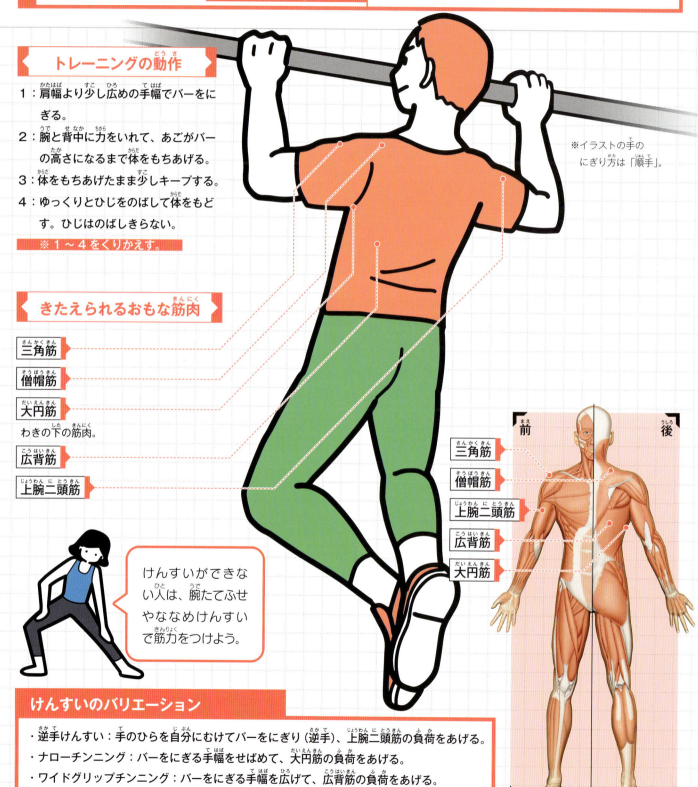

トレーニングの動作
1：肩幅より少し広めの手幅でバーをにぎる。
2：腕と背中に力をいれて、あごがバーの高さになるまで体をもちあげる。
3：体をもちあげたまま少しキープする。
4：ゆっくりとひじをのばして体をもどす。ひじはのばしきらない。
※1〜4をくりかえす。

きたえられるおもな筋肉
- 三角筋
- 僧帽筋
- 大円筋 — わきの下の筋肉。
- 広背筋
- 上腕二頭筋

※イラストの手のにぎり方は「順手」。

けんすいができない人は、腕たてふせやななめけんすいで筋力をつけよう。

けんすいのバリエーション
・逆手けんすい：手のひらを自分にむけてバーをにぎり（逆手）、上腕二頭筋の負荷をあげる。
・ナローチンニング：バーをにぎる手幅をせばめて、大円筋の負荷をあげる。
・ワイドグリップチンニング：バーをにぎる手幅を広げて、広背筋の負荷をあげる。

ななめけんすい

wonders of human body. — inverted row

背中の筋肉を、無理なくきたえられるトレーニング。インバーテッドロウともいう。

トレーニングの動作

1：体を一直線にしたななめの姿勢で、低めの鉄棒につかまる。
2：背中と腕に力をいれてひじをまげ、体を上にひきあげる。
3：胸を鉄棒に近づけた状態で、少しキープする。
4：ゆっくりとひじをのばす。
※1～4をくりかえす。

きたえられるおもな筋肉

- 僧帽筋
- 上腕二頭筋
- 広背筋

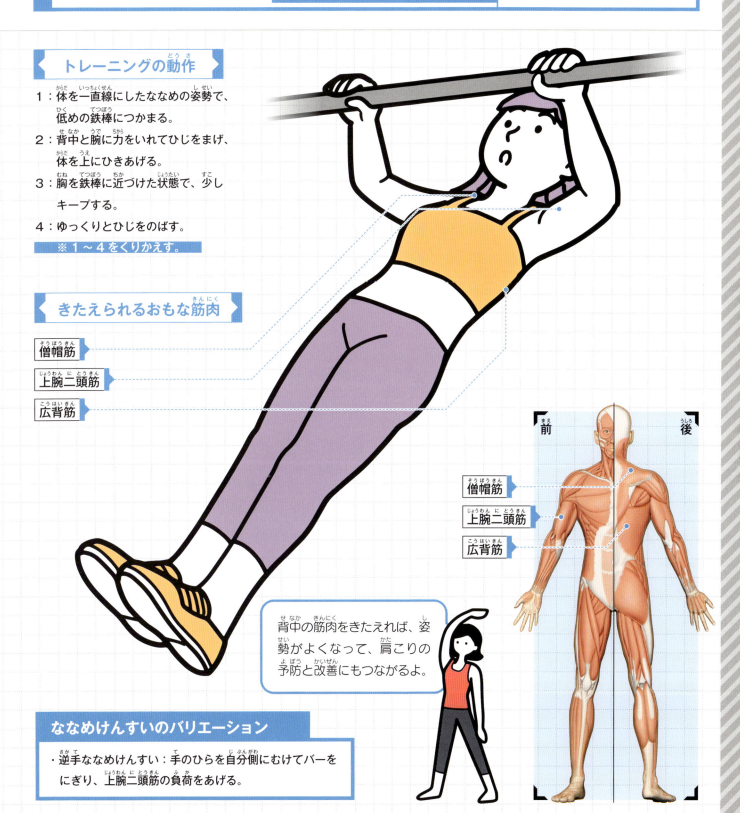

背中の筋肉をきたえれば、姿勢がよくなって、肩こりの予防と改善にもつながるよ。

ななめけんすいのバリエーション

・逆手ななめけんすい：手のひらを自分側にむけてバーをにぎり、上腕二頭筋の負荷をあげる。

スクワット

wonders of human body.   squat

スクワットは、足腰をきたえるトレーニング。とくにももの筋肉を効果的にきたえることができる。

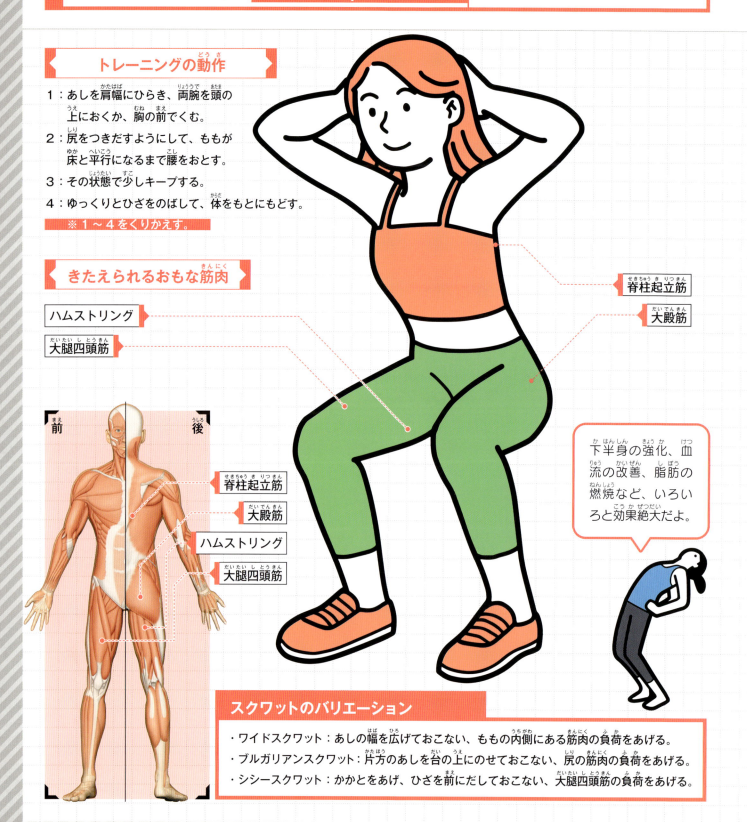

トレーニングの動作

1：あしを肩幅にひらき、両腕を頭の上におくか、胸の前でくむ。
2：尻をつきだすようにして、ももが床と平行になるまで腰をおとす。
3：その状態で少しキープする。
4：ゆっくりとひざをのばして、体をもとにもどす。
※1〜4をくりかえす。

きたえられるおもな筋肉

- ハムストリング
- 大腿四頭筋
- 脊柱起立筋
- 大殿筋

前 / 後

- 脊柱起立筋
- 大殿筋
- ハムストリング
- 大腿四頭筋

下半身の強化、血流の改善、脂肪の燃焼など、いろいろと効果絶大だよ。

スクワットのバリエーション

・ワイドスクワット：あしの幅を広げておこない、ももの内側にある筋肉の負荷をあげる。
・ブルガリアンスクワット：片方のあしを台の上にのせておこない、尻の筋肉の負荷をあげる。
・シシースクワット：かかとをあげ、ひざを前にだしておこない、大腿四頭筋の負荷をあげる。

背筋(はいきん)

背中の筋肉はきたえにくいといわれるが、このトレーニングは脊柱起立筋に効果がある。脊柱起立筋をきたえると、姿勢がよくなる。

wonders of human body. — back extension

トレーニングの動作

1：うつぶせの状態で両手を頭の横におき、あしを肩幅にひらく。
2：両手両あしを少しずつ床からひきあげていく。
3：限界のところで少しキープする。
4：ゆっくりと両手両あしをもとにもどす。

※1～4をくりかえす。

きたえられるおもな筋肉

脊柱起立筋

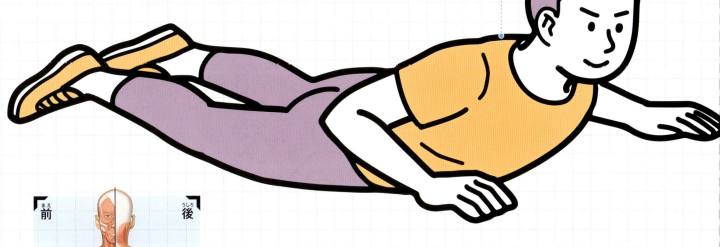

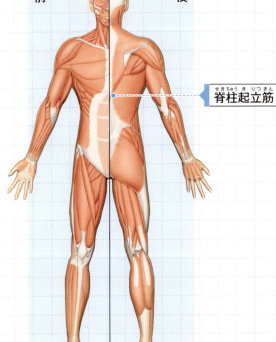

前 / 後
脊柱起立筋

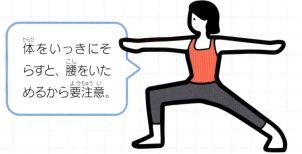

体をいっきにそらすと、腰をいためるから要注意。

背筋のバリエーション

・バードドッグ：よつんばいの状態から右手と左あしをのばして背筋と尻をきたえる。左手と右あしでもおなじようにおこなう。

第4章 筋力トレーニングでつかう筋肉　73

握力

握力とは、手をにぎる力のことだ。弾力があるものをくりかえしにぎることできたえることができる。

wonders of human body. — grip strength

トレーニングの動作

1：やわらかいボールなどをゆっくりとにぎる。
2：にぎった状態を少しキープする。
3：にぎった手をゆっくりともとにもどす。
※1〜3をくりかえす。

きたえられるおもな筋肉

- 短母指屈筋
- 長母指屈筋
- 浅指屈筋
- 深指屈筋

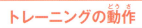

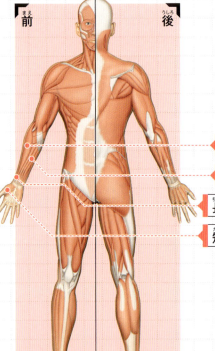

| 前 | 後 |

- 深指屈筋
- 浅指屈筋
- 長母指屈筋
- 短母指屈筋

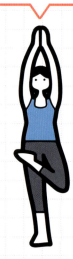

風呂にはいっているとき、湯の中に手をいれて、グーパーをくりかえすだけでも効果があるよ。

握力のバリエーション

・ハンドグリップ：握力をきたえる器具のハンドグリップをつかう。
・けんすい：バーを強くにぎることで握力もきたえられる。
・ダンベル：ダンベルなどの重いものをにぎって手首をかえす。

踏み台昇降

wonders of human body. — step exercise

台にのぼるときは前ももと腰と尻の筋肉、おりるときはうしろももの筋肉がきたえられる。

トレーニングの動作

1：直立した状態から、右あし（または左あし）を台にあげる。
2：もう片方のあしも台にあげる。
3：最初にあげたあしを台からおろす。
4：もう片方のあしもおろす。
※1～4をくりかえす。

きたえられるおもな筋肉

- 腸腰筋
- 大殿筋
- 大腿四頭筋
- ハムストリング
- 下腿三頭筋

段差を高くすれば負荷がふえ、低くすれば負荷がへる。じぶんにあった高さにしよう。

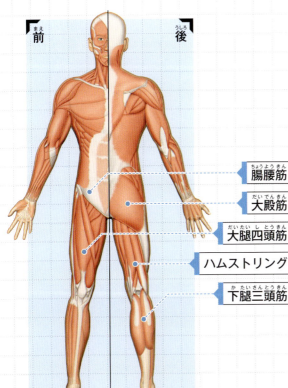

前 / 後

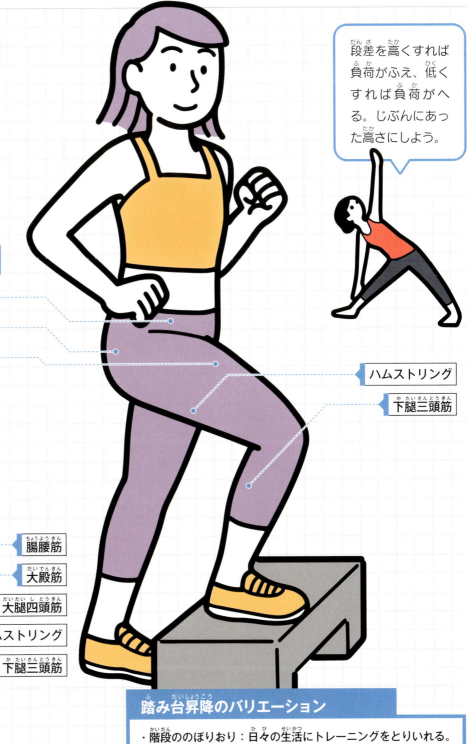

踏み台昇降のバリエーション

・階段ののぼりおり：日々の生活にトレーニングをとりいれる。
・横むき踏み台昇降：尻の筋肉の負荷をあげる。

ボディビルダー ポーズ集

フロントダブルバイセップス
おもに上腕二頭筋をアピールするポーズ。

バックダブルバイセップス
広背筋の広がりや体の大きさをアピールするポーズ。

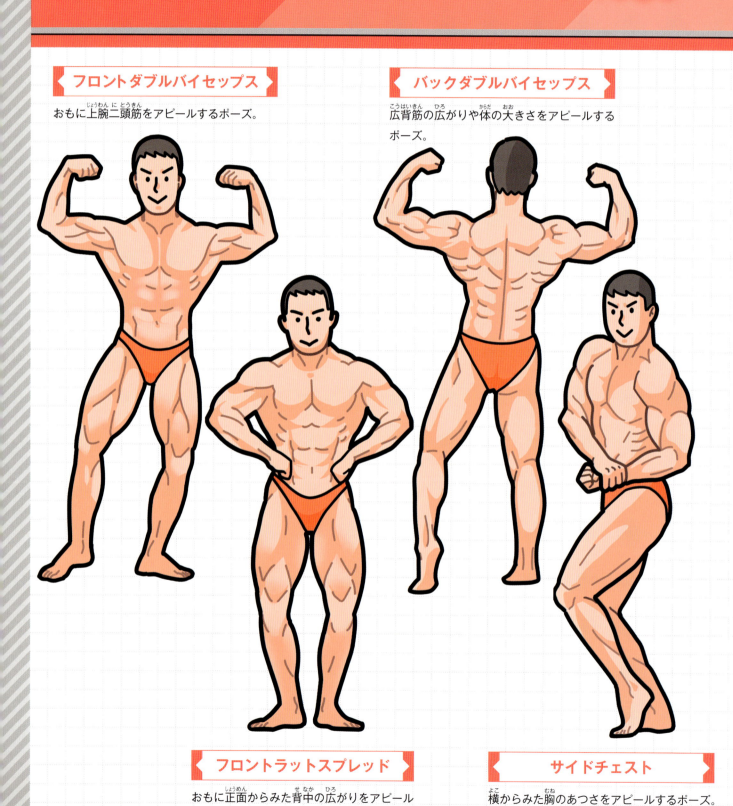

フロントラットスプレッド
おもに正面からみた背中の広がりをアピールするポーズ。

サイドチェスト
横からみた胸のあつさをアピールするポーズ。

筋肉をきたえあげて、たくましい肉体をつくることをボディビルといい、それをおこなう人をボディビルダーとよぶ。ボディビルには、筋肉を美しくみせるためのポーズがある。基本の8ポーズを紹介しよう。

バックラットスプレッド
おもにうしろからみた背中の広がりをアピールするポーズ。

アブドミナルアンドサイ
腹筋とあしの筋肉を強調するポーズ。

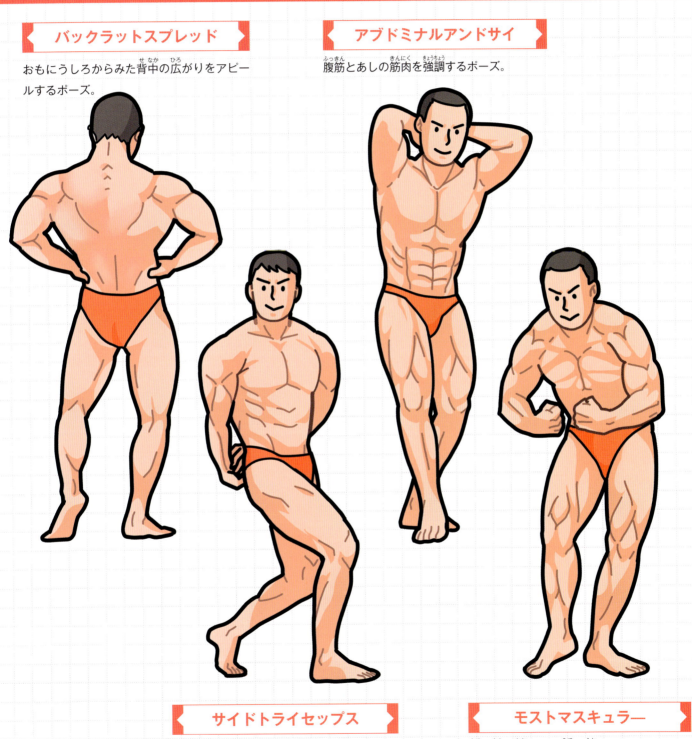

サイドトライセップス
腕を横からみせて上腕三頭筋をアピールするポーズ。

モストマスキュラー
首や肩の大きさ、腕の太さをアピールするポーズ。

人体と運動まめちしき

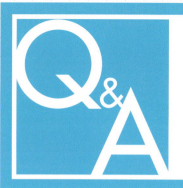

人体と運動にまつわる素朴な疑問や意外な事実を、質問と回答の形式で紹介します。興味と理解が深まる「まめちしき」としてご覧ください。

Q1 体の中で筋肉がいちばん多いのはどの部分？

A1 前ももにある筋肉の「大腿四頭筋」です。この筋肉は、体の中でもっとも体積が大きく、きたえるとどんどん筋肉がついて太くなります。ほかに、尻、肩、胸の筋肉も体積が大きく、筋肉がつきやすい部位です。

Q2 筋肉をつけすぎると身長がのびなくなるってホント？

A2 筋肉をつけすぎると身長がのびなくなるという医学的な根拠はありません。そもそも成長期の子どもは、筋肉をつくるホルモンの「テストステロン」の分泌が少ないといわれ、筋トレをしても大人のようなムキムキの筋肉がつきません。骨の成長がとまり、身長ののびがとまってからのほうが筋肉がつきやすいようです。

Q3 運動しないと筋肉が脂肪にかわっちゃうの？

A3 筋肉はおもにたんぱく質、脂肪はおもに脂質からできています。筋肉が脂肪にかわるということはありません。また、脂肪も筋肉にはかわりません。運動の量がへると筋肉の量が減少し、カロリー（エネルギー）の消費がへって、脂肪がつきやすくなります。

Q4 骨を強くする運動ってあるの？

A4 骨は、適度な振動と負荷を日常的にくわえると、骨をつくる細胞が活発化して骨密度が増加し、強くなります。効果的な運動に、日々のウォーキング、階段や踏み台ののぼりおり、なわとびなどがあります。

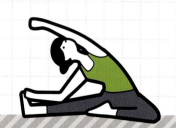
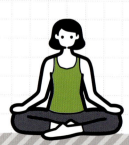
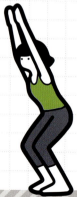

Q5 脂肪ってなにかの役にたつの？

A5 脂肪は、「脂質」からつくられています。「脂質」「たんぱく質」「炭水化物（糖質）」は「三大栄養素」とよばれ、人間が生命活動をしていくために重要な栄養素です。脂肪は、体の活動に必要なエネルギーをたくわえる貯蔵庫で、皮膚の下や内臓周辺につきやすく、必要に応じて分解されて、エネルギー源として利用されます。体脂肪は、食事で摂取したエネルギーの量が消費エネルギーの量をうわまわると蓄積されます。体脂肪が少なすぎると、髪や皮膚のつやがなくなり、体調不良を起こしやすくなります。

脂肪のおもな役割

- エネルギーの貯蓄
- 体の保温・断熱
- ホルモンの構成成分
- 細胞膜や核膜の構成成分
- 臓器の保護
- 脂溶性ビタミンの吸収促進

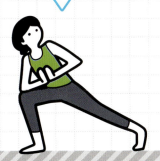

Q6 腹筋を6つにわる「シックスパック」をつくるコツは？

A6 われた腹筋は、きたえて太くなった腹直筋と、おなかまわりの脂肪をへらすことでつくられます。成長期の子どもは、大人のように筋肉が太くならないので、ボコボコともりあがった腹筋にはなりづらいです。一方で、腹直筋はもともと凹凸があるので、おなかまわりの体脂肪が少なければ、子どもでもそれなりにわれた状態になります。腹直筋のわれ方には個人差があり、4パック、6パック、8パック、10パックなどのタイプがあります。

Q7 筋肉痛のときにさらに筋トレすると効率よく筋肉がつくってホント？

A7 その説に医学的根拠はありません。筋肉痛は、筋肉が損傷した部分が炎症をおこしている状態です。ダメージをうけた筋線維は、栄養と休息があたえられることによって、24～72時間かけて回復していきます。炎症がおさまると、損傷部分が補強されて回復し、筋線維が太くなります。筋肉痛は、損傷した筋線維が修復中にあるという体からのサインです。筋肉痛があると、痛みで体をうごかしにくくなるため、ケガをする可能性が高まります。筋肉痛があるときは、無理な筋トレをしないようにしましょう。

監修	湯浅 康弘

大東文化大学スポーツ・健康科学部スポーツ科学科准教授。博士（スポーツ健康科学）。専門分野はスポーツ科学。筋力トレーニング、コンディショニングトレーニング、スポーツバイオメカニクスの研究をおこなう。

表紙・1章メインイラスト	有限会社 メディカル愛

岐阜大学医学部・工学部のバックアップでうまれたベンチャー企業。医学・医療情報のデジタル化を推進し、メディカルイラストで岐阜県の産業おこしの一端をになう。おもな作品に『面白図解 はじめての「解剖学」』（講談社）、『筋トレのための人体解剖図』（成美堂出版）などがある。

2章メインイラスト	川本 まる

医療系イラストのほか、看護系、介護系、教育系など幅広いジャンルのイラストを執筆。おもな作品に『系統看護学講座『血液・造血器』第16版』（医学書院）、『写真でわかる重症心身障害児（者）のケア アドバンス』（インターメディカ）などがある。

3章メイン・4章メイン・その他のイラスト	さがわ ゆめこ

児童書イラストや漫画など幅広く執筆。おもな作品に『知るほど なるほど日本すごい人伝』（「中日こどもウイークリー」連載）、『日本全国 なるほど都道府県の名前由来辞典』『あそべる図鑑GO カブトムシ・クワガタ』『毒のある生きもの 最強バトル図鑑』（金の星社）などがある。

編集・デザイン・DTP／グラフィオ

執筆／笠原 宙（グラフィオ）

アートディレクション／川染 博之（グラフィオ）

参考文献

『ポプラディア大図鑑WONDA 人体』『どうなってるの!? 人のからだのしくみ大図解 からだのつくりと運動』（ポプラ社）、『小学館の図鑑NEO［新版］人間 DVDつき ヒトのからだ』（小学館）、『講談社の動く図鑑MOVE 人体のふしぎ 新訂版』（講談社）、『からだのクイズ図鑑』（学研プラス）、『筋トレのための人体解剖図』（成美堂出版）、『カラー図解 筋肉のしくみ・はたらき事典』（西東社）、『運動・からだ図解 新版 筋肉・関節・骨の動きとしくみ』（マイナビ出版）、『プロが教える 筋肉のしくみ・はたらきパーフェクト事典』（ナツメ社）、『骨のひみつ 人体のしくみがよくわかる！』（PHP研究所）、『ミクロワールド人体大図鑑 骨と筋肉 体を動かすしくみ』（小峰書店）、『マルチアングル人体図鑑 骨と筋肉』（ほるぷ出版）、『世界一わかりやすい 筋肉のつながり図鑑』（KADOKAWA）、『Newton大図鑑シリーズ 人体大図鑑』（ニュートンプレス）

人体のつくりと運動図鑑

初版発行　2024年12月

監修／湯浅 康弘
編／グラフィオ

発行所／株式会社 金の星社
〒111-0056 東京都台東区小島1-4-3
電話／03-3861-1861（代表）
FAX／03-3861-1507
振替／00100-0-64678
ホームページ／https://www.kinnohoshi.co.jp

印刷／株式会社 広済堂ネクスト
製本／株式会社 難波製本

よりよい本づくりをめざして

お客様のご意見・ご感想をうかがいたく、読者アンケートにご協力ください。
ご希望の方にはバースデーカードをお届けいたします。
アンケートご記入画面はこちら

NDC491 80P. 28.7cm ISBN978-4-323-07585-3
©Medical-Ai, Maru Kawamoto, Yumeko Sagawa, Grafio Co., Ltd 2024
Published by KIN-NO-HOSHI SHA,Tokyo,Japan
乱丁落丁本は、ご面倒ですが、小社販売部宛にご送付下さい。送料小社負担にてお取替えいたします。

JCOPY 出版者著作権管理機構 委託出版物

本書の無断複写は著作権法上での例外を除き禁じられています。複写される場合は、そのつど事前に出版者著作権管理機構（電話 03-5244-5088 FAX 03-5244-5089 e-mail: info@jcopy.or.jp）の許諾を得てください。
※本書を代行業者等の第三者に依頼してスキャンやデジタル化することは、たとえ個人や家庭内の利用でも著作権法違反です

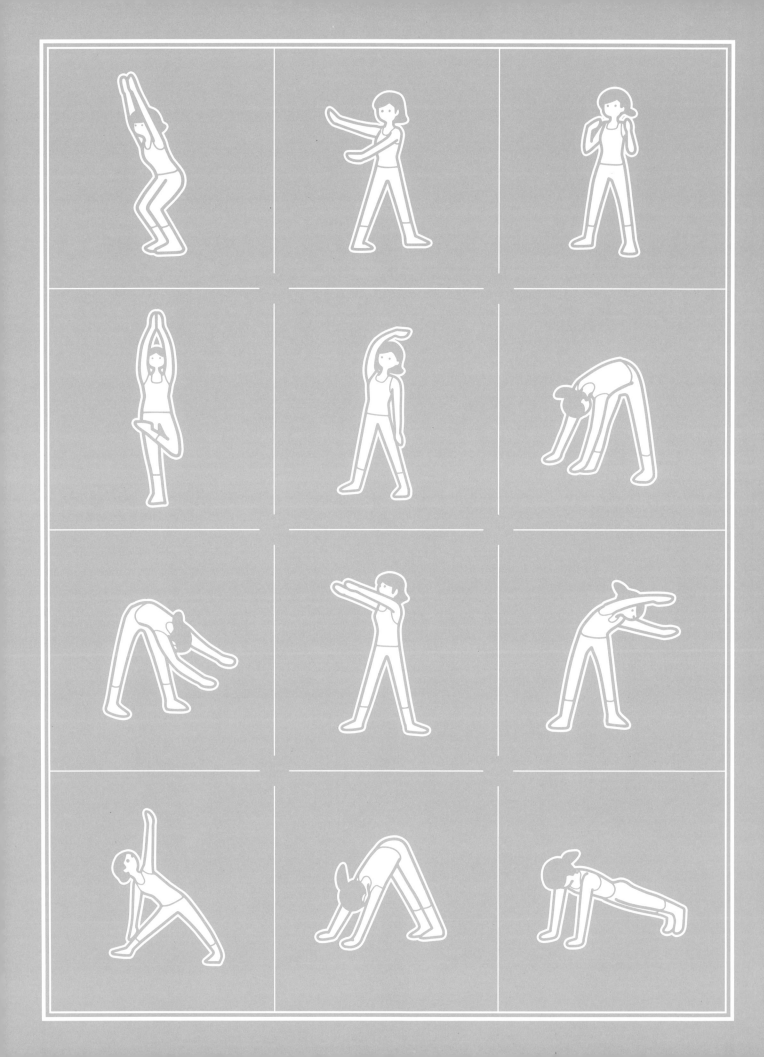